八问九路

——以资本之力助医疗变革

刘 云◎著

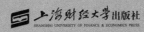

上海财经大学出版社
SHANGHAI UNIVERSITY OF FINANCE & ECONOMICS PRESS

图书在版编目(CIP)数据

八问九路：以资本之力助医疗变革/刘云著 . 一上海：上海财经大学
出版社，2018.8
ISBN 978-7-5642-3042-5/F·3042

Ⅰ.①八…　Ⅱ.①刘…　Ⅲ.①医疗保健制度-体制改革-研究-中国
Ⅳ.①R197.1

中国版本图书馆 CIP 数据核字(2018)第 110231 号

□ 责任编辑　　徐　超
□ 联系信箱　　1050102606@qq.com
□ 封面设计　　杨雪婷

BAWEN JIULU

八问九路
——以资本之力助医疗变革

刘　云　著

上海财经大学出版社出版发行
（上海市中山北一路 369 号　邮编 200083）
网　　　址：http://www.sufep.com
电子邮箱：webmaster @ sufep.com
全国新华书店经销
上海叶大印务发展有限公司印刷装订
2018 年 8 月第 1 版　2018 年 8 月第 1 次印刷

710mm×1000mm　1/16　12 印张（插页:1）　176 千字
定价:68.00 元

序

　　笔者作为医疗产业投资人受邀为众多机构授课,每年担任讲师及顾问给予专业授课几十次,同时邀约还在不断增加,然而笔者本身是投资人并不是专业讲师,受邀讲课是朋友之请,最多也是工作相关需要,一向谢绝讲课费或将讲课费捐赠,即便如此每次授课耗时好几个小时,经常提问互动的时间远远超过计划时间,所以一直希望把自身的研究和观点可以用其他的形式展现给更多受众。眼下医疗产业股权投资已经成为投资主流领域之一,但应该承认,医疗产业投资存在周期长、壁垒高的特点,传统的投资思维很难应用于这个行业,同时过快的资本涌入对于这个传统行业来说并不只是机遇,也使得部分新兴细分领域提前夭折。这里需要我们认清行业的二重属性,怀揣两颗心,使资本成为助推医疗变革的一股力量。

　　本书采用理论结合实践的叙述方式,考虑到专业理论苦涩乏味,故本书将其作为附录供读者选读,但是笔者认为医疗股权投资理论恰恰是该产业投资的基础与前提。我国医疗产业投资刚刚兴起,理论研究几乎为零,而任何投资行为都应该遵循经济学理论,本书中的几个专业理论正是笔者结合了20年医疗产业学习及从业经历在攻读博士学位过程中研究所得,或许填补了国内此领域的空白,也是本书最大亮点之一,建议读者有时间可以认真研读附录部分的理论内容。本书题目"八问九路"是八个问题九个路径的寓意,八问揭示眼下我国医疗股权投资面临的八个主要问题并进行分析,九路提出确保我国医疗股权投资持续快速发展的九个路径。

本书的受众及读者人群有哪些呢?

随着国内医疗股权投资行当的兴起,国内已经有几百家医疗股权私募基金,本书对于这几千名从业者来说应该非常合适;医疗产业投资已经是各个私募机构的重点领域之一,从事私募股权投资的 20 多万非该行业投资人也是合适的;本书同样适合于国内几百家上市公司的投资从业人员;在当下的产融结合时代,医疗大健康行业的从业者希望学习或从事产业内投资、资本运作的也是本书合适的读者;最后,对于尚未毕业的硕士生博士生,本书亦可以帮助他们站在更高的视角看待问题,制订职业规划。作为专业领域的书籍,本书行文结构及习惯不同于大众读物,如有不畅顺之处,请读者包涵。

刘 云
戊戌年清明
菩提谷

目　录

八问篇　我国医疗股权投资面临的主要问题

九路篇　确保我国医疗产业股权投资
持续快速发展的九大路径

导　读

随着股权时代的到来,我国股权投资风起云涌,然而伴随着以房地产为代表的传统行业投资超额短期回报的消失、价值投资的回归,使医疗产业股权投资非常红火,2015 年作为医疗产业股权投资元年开启了医疗股权投资黄金 15 年的序幕。医疗产业股权投资存在周期长、壁垒高的特点,传统的投资思维很难应用于这个行业,过快的资本涌入对于这个传统行业来说并不只是机遇,如何让投资机构更为专业,如何让资本发挥正向的作用,出路何在,值得研究。

1. 随着经济结构的发展变化,投资渠道及理念也开始变化

近几年随着国家对于房地产调控力度的不断加大,房地产投资的疯狂时代已经一去不复返,而随着 2015 年 5 月 A 股市场出现的断崖式下跌,这一波在股市投资中的惨痛教训远超过前几次,因为这一波行情中有融资融券等金融杠杆手段的使用。这一波二级市场的行情是之前以房地产为代表的传统投资途径的终结,中国投资人的投资理念出现拐点,短期、超额收益的年代已经过去,价值投资、股权投资的时代已经到来。

2. 医疗股权投资黄金 15 年时代的到来

2015 年医疗产业股权投资同比增长 3 倍多,开启了医疗产业股权投资的元年,而医疗股权投资可以持续增长 15 年,即"医疗股权投资黄金 15 年"。支撑的依据在于两大宏观因素:一是人口老龄化。我国 60 岁以上的老人在 2030 年将达到总人口的 1/4,人口老龄化将持续推高医疗消费支出。二是政府投入。我国医

疗卫生支出占 GDP 的比例长期在 5% 以下,在全世界范围内处于较低水平。医疗卫生水平关乎民生,近几年政府投入持续增加,但是人均支出水平仍然不到美国的 1/20,未来的潜力依然十分巨大。

3. 医疗产业股权投资周期长、壁垒高,在我国还是个新行当

医疗产业投资周期长、壁垒高是公认的事实,一个新药从立项到产品面市往往需要 10 年左右的时间,科技类医疗细分行业进入壁垒高,行业的专业知识学习对于非专业出生的投资人来说需要花费大量的时间。这些对于传统行业投资人来说,往往需要改变以往的投资流程和投资理念。这对于赚惯了快钱、容易钱的中国投资人来说,不是一朝一夕就能改变的。我国的医疗投资成为主流也就只是 2～3 年的时间,还是一个新行当。

4. 让资本成为助推医疗变革的力量

近几年医疗股权投资的兴起,也促进了行业的繁荣,在资本的助力下诞生了无数的新兴医疗企业。随着 IPO 的开闸预期,医疗类上市企业数量也将迅速增加,行业发展得到了快速提升。但同时我们也看到了很多负面作用,比如 2014 年兴起的移动医疗产业,至今前后诞生了 3 000 多家创业企业,而目前生存下来且发展不错的不足 1%,当时大量的项目急功近利,大量资本追逐风口,导致泡沫的快速诞生和破灭,使原本一个非常值得期待的细分行业提前夭折,不禁令人扼腕痛惜。期待资本更为专业和理性,使其成为助推我国医疗变革的一股力量。

本书主体结构分为八问篇及九路篇,八问篇按照八大问题分为八章:第一章,医疗产业投资突然火爆的原因、危机与机遇;第二章,原创技术落后 30 年,估值高于海外 3 倍;第三章,医疗产业投资中的水深思维;第四章,医疗行业投资中的投行思维;第五章,研发型药企投资周期长,退出途径受限;第六章,器械行业细分市场小,瓶颈效应突出;第七章,公立医院改制雷声大雨点小,民营医院投资先天不足;第八章,养老产业投资的时机及政策问题。第一章从时间角度看待医疗产业投资的前世今生以及后续发展变化;第二章从空间角度,比较中外间差异,这对于投资标的的选择及估值来说至关重要;第三、四章分述该产业投资的两大特点:壁垒高、周期长;后面四章从医疗大健康行业的几大板块角度来分析现状及困境,除了

传统的药品、器械及服务三大板块外,把养老作为新兴的一大板块单独列出也是从分类上的一大突破。实际上笔者所在的企业把医疗大健康投资领域分为六大板块,除了养老外还包含美容及保健,此外把六大板块细分为36个子行业,进而再细分为180个细分领域,行业太大,在此不再展开叙述,如对此方面感兴趣的读者可以网上搜索笔者发表的文章或关注笔者公司的微信公众号了解。

九路篇针对问题展开分析,提出确保我国医疗股权投资持续快速发展的路径。具体思路如下:第九章,医疗产业投资应该具备两颗心;第十章,医疗股权投资应加快"走出去"和"引进来";第十一章,医疗基金公司应加快专业化队伍组建;第十二章,秉承长期价值投资的理念;第十三章,医疗股权投资应进行深度投后管理;第十四章,借鉴美国纳斯达克,打造更丰富的退出途径;第十五章,医疗创新是技术创新基础上的模式创新;第十六章,积极发挥政府的引导作用;第十七章,让资本成为助推医疗变革的力量。其中第九章至第十一章是对于投资机构或投资人从心理、视野、行动三个部分的准备。第十二章至第十四章是对投、管、退三部分工作内容的建议。第十五章是给项目方的忠告,亦是一种医疗行业特有的投资逻辑。第十六章是给政府的建议,医疗行业的属性决定了政府角色的重要性。第十七章对于创新金融在医疗产业的应用进行初探,大胆预测未来,让资本成为助推医疗行业变革的力量。

除了正文十七章外,本书还包括附录六个,其中四个涉及医疗行业相关经济学理论,分别是二重属性不可分割原理、劳务价值论、国际价值论及比较价值论、赠予经济学理论;同时行业相关的估值理论,以及创新金融理论也在附录中整理收录。如序言中提及,理论研究是本书一大看点,部分内容虽然苦涩难懂,但仔细思考,逐步学习掌握对于产业投资帮助非常之大,"上帝的秘密"也许就藏于此!

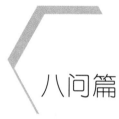

八问篇

我国医疗股权投资面临的主要问题

第一章

医疗产业投资突然火爆的原因、危机与机遇

第一节 医疗产业投资井喷

医疗行业股权投资火爆,政府、上市公司及金融机构纷纷涉足医疗股权投资领域;各级政府产业基金进场;以房地产为首的非医疗行业上市公司开始积极布局大健康,医疗行业上市公司队伍日益壮大;金融机构和投资机构纷纷布局医疗行业,建立或合作建立医疗投资团队。

就医疗投资机构数量而言,2007 年医疗投资机构或基金大约 10 家,目前超过 300 家,这还不包括投资医疗的综合性投资机构。就医疗投资金额和案例而言,根据清科数据库显示,2010～2017 年案例数平均增长率达 35.02%。其中,2015 年是医疗股权投资最为火热的一年,也是一个拐点,也可以称为"医疗股权投资元年"(见图 1—1)。刚过去的 2017 年,根据相关数据显示,投资案例数约 947 例,披露金额的案例为 536 例,披露金额约 958.17 亿元人民币。其中联影医疗以融资 33.33 亿元人民币荣列榜首(见表 1—1)。

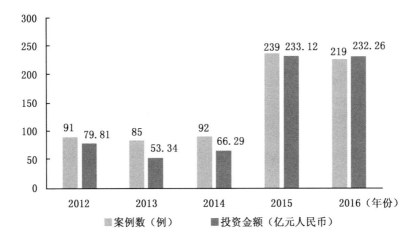

资料来源:公开资料整理。

图 1－1　2012～2016 年中国股权投资市场医药行业投资情况

表 1－1　　　　　　　　　　**2017 年中国医疗健康产业融资大额事件**

公司	主营业务	融资金额
联影医疗	高端医疗设备与医疗信息化服务商	33.33 亿元
明码科技	医疗健康服务平台	2.4 亿美元
好大夫在线	综合医疗健康服务网站	2 亿美元
固生堂	中医门诊服务连锁机构	10.1 亿元
博德嘉联	综合性医疗服务机构	10 亿元
顾连医疗	康复医学生态封闭服务机构	10 亿元
荣昌制药	生物制药研发机构	10 亿元
全亿健康	零售药店运营管理平台服务机构	数十亿元

资料来源:公开资料整理。

　　放眼全球,中国医疗行业投资的火爆也并不是偶然性事件。全球医疗健康产业于 2014 年进入快速增长期,伴随着生物技术、数字医疗和互联网医疗的兴起,大量资本涌入(见图 1－2)。

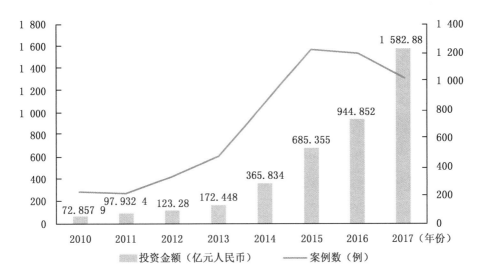

资料来源：公开资料整理。

图1—2　2010～2017年全球医疗健康行业融资事件

第二节　医疗股权投资火热的原因

全球医疗健康领域蓬勃发展，主要是由于两方面造成的：一方面是医疗健康领域的科学技术进步和创新不断，另一方面是对于医疗的需求日益提高。

经济的快速发展离不开科技的进步和人类需求的发展。无论是第一次科技革命(蒸汽技术)、第二次科技革命(电力技术)还是第三次科技革命(计算机技术)，都基于科技进步与人类需求，带来了全球经济的飞速发展，一系列巨头企业也应运而生。生物技术和3D打印、互联网产业化、工业智能化等一起构成了第四次科技革命。第五次科技革命，在21世纪初，以纳米科学和纳米技术、生命科学和生物技术、信息科学和信息技术以及认知科学为代表，推动整个科技领域的革命性变革。因此，无论是第四次科技革命还是第五次科技革命，以及即将到来的第六次科技革命，生物科技都是其重要组成部分。基于生物技术的医疗行业，又具有强烈的市场需求，因此全球资本涌入医疗行业，是具有历史必然性的。相信这一行业也会随着科技的发展改变人类的生活方式，同时产生更多的巨头企业。

我国医疗投资行业在 2015 年的蓬勃发展,是基于这种全球性大趋势的背景下,同时结合了我国经济周期、我国特有的投资市场拐点出现,是在此基础上的叠加,这种叠加造就了眼下医疗股权投资的火热局面。

经历了近 40 年后的改革开放高速发展,我国经济增长动力不足,下行趋势日益明显,并超越市场预期。GDP 增速和财政增速开始下滑,实体经济发展遇阻。伴随着 2010 年开始的国十条限购令,全国各地经过 5 年对于房地产投资的限制,基本上可以认为以房地产为主的投资时代已经结束。同时 2015 年 6 月发生股灾,这一波股灾与以往最大的不同在于杠杆,由于融资融券的存在,这一波股灾带给中国投资人比以往更刻骨铭心的伤痛。资本的属性是逐利性,当中国有房地产和股市等低门槛、高收益的投机行为存在时,资本很难去坚持价值投资,痛定思痛,投资人开始反省以往投资思维,所以这一次股灾被认为是价值投资的元年!同时,我国开始着手清理表外业务、银行贷款和整体去杠杆,导致金融内生性紧缩,货币供应回落,这给了疯狂的房地产和股市最后一击。

与此形成鲜明对比的是医疗行业,我国人口老龄化日益明显,政府对于医疗投入逐年增多。医疗产业不同于其他行业,其周期长、壁垒高,存在更好的获利渠道时,资本很难会进入医疗产业。然而,2015 年下半年资本已经无路可走,医疗产业成为中国资本进行价值投资的起点。同时医疗产业是一个抗周期行业,股市不景气,很多行业也不景气,资本会把医疗投资作为资产配置的一种,甚至作为对冲配置。据此,我国在 2015 年开启了医疗股权投资的时代。

第三节　医疗股权投资将持续黄金 15 年

任何的投资风口开启都会有周期,很多人都在预测这一波医疗投资的周期,有些人认为是 10 年,有些人认为是 20 年,据笔者观察这些预测并没有基于研究给出依据。笔者曾在 2015 年发表过关于黄金 15 年的预测文章,这个预测是基于研究和模型推导,从两个宏观指标的演变给出医疗股权投资迎来黄金15年的证据。

第一个宏观指标是老龄人口的增速。就我国而言,我国人口老龄化问题日益显现。如图1-3,预计2030年,我国60岁以上人口数将占到中国总人口数的1/4,老龄人口的绝对增加量在这一年将达到顶峰。请注意,这里用的是增加值这个指标,在经济学中,增加值高峰往往是增速拐点的体现,这一时间正是2030年,而我们知道老龄化是医疗消费增加最直接的指标。第二个指标是我国卫生总费用占GDP的比例。我国这一指标长期在5%以下,在全世界处于非常落后的地位。近几年我国政府不断加大医疗投入,使得这一指标飞速增长,远远高于其他行业在GDP中的比重增速。虽然这一指标增长迅猛,但距离美国的19%依然空间巨大。如图1-4描述,据笔者在《论中国医疗产业股权投资的机会和风险》一文中的模型推导,我国这一指标终极数值大概率是在10%~12%,时间也正是在2030年。基于以上两个指标都一致指向了2030年,从2015年下半年开始计算,我们认为我国医疗产业将持续高速增长15年,医疗股权投资迎来黄金15年。

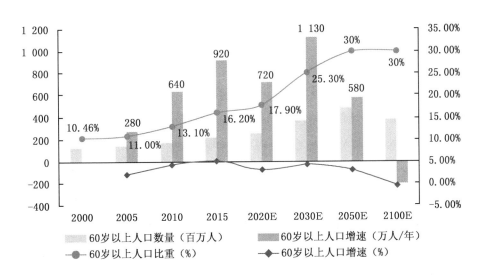

资料来源:公开资料整理。

图1-3 我国老龄化进度

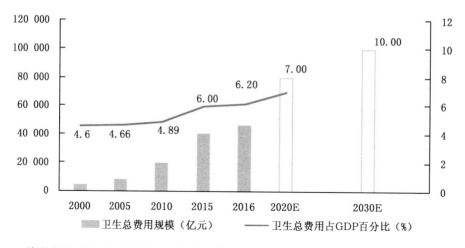

资料来源:刘云.论中国医疗产业股权投资的机会和风险。

图1－4　我国卫生总费用占GDP百分比

第四节　医疗产业股权投资的时点和机会

医疗产业是一个与政策、技术息息相关的行业,如何把握投资时点,理解行业内在发展特点对于投资至关重要。以下我们从药品、器械及医疗服务三个板块分别举例探讨时点的重要性。

一、药品角度

以生物技术为代表的生物药带动了整个药品行业的发展,国内生物创新药和生物类似药都进入了前所未有的迅猛发展阶段。2016年3月5日,国家食品药品监督管理总局(CFDA)转发了国务院办公厅发布的《关于开展仿制药质量和疗效一致性评价的意见》,意味着一致性评价的大幕事实上已正式拉开,为医药研发合同外包服务机构(CRO)行业带来了巨大的市场需求,也标志着我国传统医药企业将进行重新洗牌。据保守估计,随着仿制药一致性评价的实施,CRO的市场规模将翻一番。也是从2015年政策出台起,国内CRO行业的发展迎来政策性机遇。

二、器械角度

国家从2009年就开始提出两癌筛查的国家政策,两癌筛查是应对农村妇女的乳腺癌和宫颈癌的早期筛查。由于我国施行的乳腺癌筛查以B超为标准手段,按此政策红利,如果那时就布局超声医疗设备厂商的投资是否到今天应该获得非常丰厚的回报？但是看起来现在投资CT回报要比投资超声设备更好，至少没有出现超声仪器投资的火爆，为什么呢？B超高度依赖于超声科医生的专业检查，我国只有14万名超声科医生，大部分都在大医院且忙得不可开交，他们根本就没有时间下到基层或农村去做两癌筛查，可见两癌筛查虽然作为一项国策进行推广和扶持，政府为此埋单但效果未显现，其原因在于从技术层面没有突破。如果能研发出一个不依赖于超声医生的专业操作，让护士或基层医生就可以操作的超声设备才是解决问题的关键，所以说这个时点的出现不在于国家政策出台而在于全自动超声技术的突破。

三、医疗服务角度

我国在2010年开始鼓励社会资本办医并逐步试行公立医院改制，此后每一年都不断有新政策出台来推进这一政策落地，但是从实际的经验看，2015年之前能从公立医院改制中获得投资机会的凤毛麟角。公立医院引入社会资本进行股权改制是一项超乎想象的艰巨工作，很多投资机构在这过程中经历了难以言表的挫折和艰辛，结果却鲜有如意的。同时新建民营医院也并没有获得多少成就，我国的民营医院起步低，以莆田系为代表的民营资本在国人心中印象差，经营方式常被人诟病，特别是长期依赖百度推广，推广费用占成本的比例也长期居高不下。魏泽西事件后大量莆田系民营医院的发展更是举步维艰，而现在医院投资和并购正进入飞速发展。数据显示在2016年，境内医院并购数量达106宗，交易金额高达161亿元，创下历史新高，较2015年数量上翻了一番多，金额上更是增长了237%。统计显示，对民营医院和公立医院的并购在2016年出现井喷式增长，对公立医院的投资金额较2015年增长7.8倍。医院投资和并购从此进入黄金时期，可见对于医院这样类型的投资时点需要等待一段时间的政策落地及消化。

对于医疗产业时点的选择非常重要，无论是移动医疗还是精准医疗都经历了短期的辉煌和长期发展困局的情况，把握投资时点可谓至关重要。

第五节　医疗投资要坚持理性投资

2015年下半年，许多专项医疗投资基金和公司纷纷成立，这些基金和公司的大量涌现,暗示着医疗投资迎来了黄金时期。风投机构(VC)们不缺钱,只希望能投资好的项目,但对于医疗产业专业投资人来说,其实有一点非常重要:我们应该对这个行业的创业环境负责,任何投资的不理性都会引入更多的投机性创业者,扰乱创业氛围,并造成行业泡沫高企。

近几年,医疗投资领域的火热程度前所未有。而当一个领域"过热",就难免会出现种种不理性的行为。移动医疗就是一个很好的例子。不可否认,移动医疗绝对是一个非常好的投资方向。最初阶段资本的狂热造就了几千家移动医疗企业,从天使轮和 A 轮获得大笔资金,但在这之后很多都不了了之了,导致移动医疗领域面临洗牌,如今大部分医疗投资人看到这类项目都退避三舍,这种投资的前后变化非常不利于行业的发展。除此之外,还有创业者看到火热的市场环境,抬高企业估值,这对投资方和企业都不是一个良性的发展局面。对企业方而言,估值的提高,看似获益,但是其高估值终将回归理性。当估值趋于合理后,企业上一轮的高估值往往成为下一轮融资的障碍。"涨上去就下不来",这样的局面往往导致企业后续融资无法进行,长远看来是吃亏的。对投资方而言,非合理的高估值投资项目,往往无法保证后续收益,甚至一二级倒挂,伤害了进入医疗投资行业的资本,打击了资本的积极性。

精准医疗从时任美国总统奥巴马 2015 年开年的国情咨文开始就热得烫手,绝对是 2015 年最炙手可热的一个领域,没有之一。就目前的情况而言,投资人都很看好这一新兴领域的发展前景,我们相信这个领域未来一定会诞生不止一个的独角兽企业。据了解,国内目前已经有几百家精准医疗的企业,小部分非常优秀,绝大部分没有核心优势,需要投资人仔细鉴别。投资不是头脑发热,而且精准医疗领域确实非常专业,建议大家不要着急,多看项目,等自己看明白了再去投资。未来新的医疗细分领域是否会重蹈覆辙还很难说,但这种情况肯定不是我们所希望发生的,希望投资人都能坚持理性投资,为创业者打造一个理性的创业环境,也为这个行业的健康持续发展承担一份责任。

第二章

原创技术落后 30 年,估值高于海外 3 倍

第一节　我国病人治疗效果较差

评价海内外医疗技术上的差别,最直观的表现在于重大疾病的治愈率和患者生存时间。我们以癌症为例,对比了中美癌症患者的存活率。2013 年美国癌症协会与中国临床肿瘤学大会的数据显示,在癌症 5 年存活率上中美差距显著:30％对比 66％。其中,我们选取了三种中国和美国致死率最高、最高发癌症进行了详细分析,其 5 年存活率差异明显。

肺癌:中美致死率最高的均是肺癌。2013 年美国癌症协会的报告数据显示,通过开展早期筛查,美国早期肺癌 5 年生存率已达到 70％～90％。其中,非创伤性的立体导向治疗(SBRT/SABR)结果与手术相似。中国肺癌整体 5 年存活率为 8％～10％。

乳腺癌:美国乳腺癌 5 年整体存活率为 89％,早期患者治愈率已达 98％。中国乳腺癌发病率增长很快,为每年 3％～4％,但治疗水平很低,5 年生存率仍不到

60%。美国乳腺癌在Ⅰ期阶段即诊断出的概率为80%多,中国在Ⅰ期阶段诊断出乳腺癌的概率不到20%,一旦查出,多数已经转移或扩散。

前列腺癌:美国的前列腺癌幸存患者接近280万,相当于每5例癌症幸存患者中就有1例是前列腺癌患者;其局限性前列腺癌患者的5年生存率接近100%,15年生存率高达91.4%。而中国的5年生存率仅为30%。

从上述相关数据来比较,中美之间医疗水平的差距非常明显。造成这种差距的原因是多方面的,主要原因有:新药研发投入不足、高端精密医疗设备制造能力有限。

第二节　中国新药研发投入少

海外医药产业巨头的R&D投入非常巨大。2010年美国医药产业研发投入为373.71亿美元,而我国2008~2010年3年新药研发投入仅为27亿美元。从研发投入强度来看,在2000~2011年,我国医药研发投入强度一直徘徊在1.0%~2.5%,无显著增长;而美国医药产业研发投入强度稳步增长,保持在18.0%~20.0%。欧盟尽管近年来有所下滑,但也一直保持在14.9%。从研发人员投入强度(研发人员占从业人员之比)来看,我国医药产业研发人员投入强度从1990年的3.4%上升到2011年的6.6%;同期欧盟研发人员投入强度一直稳定在15%~19%;美国2011年医药产业拥有高技术工作人员65万,占这一领域就业总数的21.3%。

因此,2001~2010年间,世界上市的新药共有298个,美国占有156个,而中国只有6个(见表2—1)。

国内药企中关注新生物药研发的企业,对应的研发投入增长速度较快。研发投入较高的八家企业的研发投入增速都超过20%,其中,海正达48.36%、天士力37.21%、恒瑞36.76%。恒瑞、复星、海正研发投入超过8亿元人民币,但是与跨国药企相比,从投入比例到投入总额还有相当大的差距(见表2—2、表2—3)。但

是在我国，依然有 101 家医药生物企业的研发投入占营业收入的比例不足 4%，
其中有 26 家医药生物企业的研发投入占营业收入的比例不足 1%。

表 2—1 2001～2010 年上市药物数量

时间	国家		
	全球	美国	中国
2001	43	16	0
2002	36	23	0
2003	31	20	1
2004	22	8	2
2005	28	13	1
2006	35	26	4
2007	19	12	0
2008	31	16	1
2009	25	14	0
2010	19	8	0
合计	298	156	6

资料来源：中商情报网。

表 2—2 2015 年国内研发投入前八名

企业名称	研发费用（万元）	同比增长	研发费用占比
恒瑞医药	89 167	36.76%	9.57%
复星医药	83 020	21.27%	6.60%
海正药业	82 791	48.36%	9.44%
上海医药	61 769	20.57%	5.22%
天士力	50 310	37.21%	3.81%

续表

企业名称	研发费用(万元)	同比增长	研发费用占比
科伦药业	49 823	28.17%	6.42%
健康元	49 558	28.16%	5.73%
人福医药	40 375	20.97%	4.02%

资料来源:中商情报网。

表2-3 　　　　　　　　　　2015年全球制药10强研发投入

制药企业排名	公司	2015年处方药销售额(百万美元)	2015年研发费用(百万美元)	研发费用占比	研发费用增长率
1	诺华	42 467	8 465.3	19.93%	−8.99%
2	罗氏	38 733	8 452.1	21.82%	−1.88%
3	辉瑞	43 112	7 678	17.81%	7.35%
4	强生	29 864	6 821	22.84%	13.10%
5	默沙东	35 244	6 613	18.76%	1.24%
6	赛诺菲	34 896	5 638.2	16.16%	−9.06%
7	阿斯利康	23 264	5 603	24.08%	13.40%
8	葛兰素史克	27 051	473.1	17.49%	−2.77%
9	礼来	15 792	4 478.3	28.38%	2.25%
10	百时美−施贵宝	14480	4037	27.88%	3.17%

资料来源:中商情报网。

　　除了创新研发,我国企业对于药品国际认证和注册缺乏经验,生产出来的药品难以出口销售,药物出口以原料药和中间体为主。

第三节　国内高端医疗器械进口程度高

全球医疗器械市场集中度较高，以强生、西门子、美敦力和通用电气为首的前 20 家国际医疗器械巨头凭借强大的研发能力和销售网络，占据全球约 50％的市场份额（见图 2—1）。而这一市场集中度在中国更为突出，以高端医疗影像设备为例，传统上的 GPS 长期占据 85％以上的市场份额。

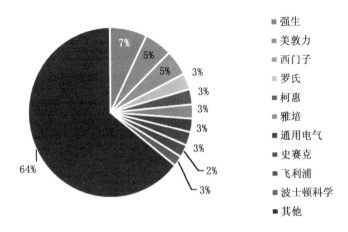

资料来源：公开资料整理。

图 2—1　全球 TOP10 医疗器械企业 2014 年收入占行业的 36％

2015 年全球医疗器械研发投入约 6.5％，而我国医疗器械研发投入平均水平仅有 3％，且多数为技术要求低的中低端产品，大量企业大多集中于低值耗材、低端诊疗设备市场，产量大于国内需求，通过出口消化部分库存（见图 2—2）。虽然我国医疗器械贸易处于顺差位置，但出口产品的盈利能力远远低于国际水平，同时出口的厂家中还包括很大一部分外资厂家在国内设立的工厂。研发投入不足以及技术积累的薄弱，导致高端外资医疗设备几乎处于垄断地位（见图 2—3）。

外商垄断导致医院不堪重负。根据调查，进口医疗设备维修利润率是销售利润率的 3 倍；售后服务利润占总利润的 90％。例如一台价值不到 800 万元的 128 排 CT，厂家开出的全保费用在 180 万元/年。在这样的情形下医院会把成本转嫁到病患身上,导致了国内检查不规范、检查费用高的局面。

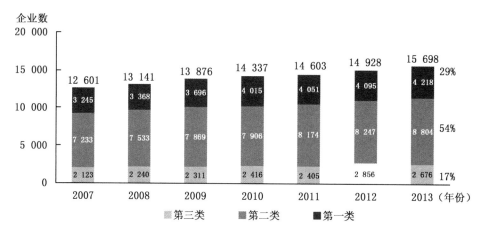

资料来源:公开资料整理。

图 2—2　医疗器械生产企业产品结构

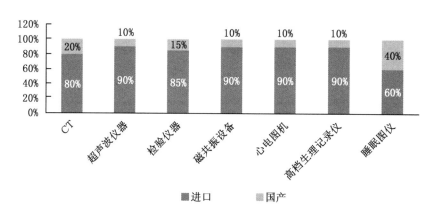

资料来源:公开资料整理。

图 2—3　部分高端设备国产、进口比例

第四节　国内外医疗产业的性价比

在行业中时间久了,笔者经常听行内人说我国的医疗行业技术落后国外 30 年,依据是你看看有几个新药是国人原研的? 一个药品从研发到上市要 10 年,这还不包含整个研发体系的建立。我们的医疗器械,特别是三类的,哪些是真正的原创呢? 技术上的落后有历史原因,落后的年代很难量化衡量,但是在价格上却可以量化,根据最新出炉的新三板创新层并结合 A 股医疗市场的市盈率,图 2—4 列示了各医药具体行业平均市盈率与主板平均市盈率的比较。

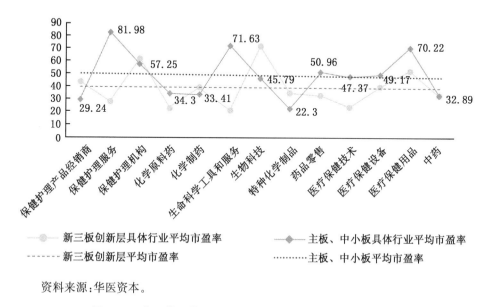

资料来源:华医资本。

图 2—4　各医药具体行业平均市盈率与主板平均市盈率比较

平均市盈率在 45 倍以上,对应海外并购标的通常 10 倍左右的 EBITDA 估值,境内外医药标的存在着至少 3 倍的价差。一边是技术上落后“30 年”,一边是价格上领先“3”倍,谁都清楚这其中存在巨大的性价比差。对于上市公司而言,这就是跨境套利,对于投资机构来说,看过了海外医疗项目就不愿意再看国内的。

第三章

医疗产业投资中的水深思维

"水深"的意思是指社会或者官场上种种关系复杂,这是一种借代的修辞方法。为什么说医疗投资水太深? 这个说法从字面理解来说有自相矛盾之嫌,因为相比于金融圈的行业老手,医疗投资从业者无疑是单纯得很,医疗投资水深说法其实是指这个行业专业壁垒高,不花心思很难看懂摸透的意思。

第一节　医疗产业具有很高的门槛

股权投资一定是"投资于未来"。投资的标的需要满足两个条件:(1)目前被低估,价格合理;(2)未来具有很好的成长性。其实对于股权投资而言,不仅是医疗股权投资,都希望能找到目前被低估,并且具有高成长性的企业。只有这样的企业才会在未来给投资者带来超额回报。

首先,价格未被高估,以合理的价格买入是投资的先决条件。我们相信好的项目是相对的,即使企业以后能发展好,但是一旦价格高了,也难以有较好的收益。我们坚信股权投资"只有不好和不贵的项目,没有绝对的好项目"。掌握医疗行业估值的规律尤为重要,例如对于精准医疗这一类项目的估值特别明显,我们在本书中多处提到。

其次,项目未来成长性较好。这一点对于股权投资而言尤其重要。因为基金都有存续期,项目如没有好的成长性或者在一定时间内没有好的成长,都意味着投资失败。在判断项目成长性方面,很重要的一点就是具有高壁垒。这个壁垒可以是技术壁垒,也可以是渠道壁垒或者其他。因为只有项目在细分行业中有较高的壁垒,才不容易在未来形成红海竞争。

医疗行业作为一个具有极高专业壁垒的行业,是由其特殊性决定的。壁垒包括:技术壁垒、审批壁垒、生产壁垒和营销壁垒等。毋庸置疑,医疗是一个高技术壁垒的行业。从药物角度来讲,无论是药理、药效和安全性评价都需要专业人士才可以解读(见图3—1)。此外药物的报批和营销渠道的建立,非医药行业人士难以有足够的了解。从医疗器械角度也存在三个高壁垒:第一,技术壁垒高:医疗设备行业是一个多学科交叉、知识密集、资金密集型的高技术产业,产品专有技术积累和科研开发能力的培养是一个长期的过程。第二,准入壁垒高:企业生产经营需要获得《医疗器械生产企业许可证》和《医疗器械经营企业许可证》,产品的生产和销售需要获得医疗器械注册证。第三,市场壁垒高:企业多采取"经销为主、直销为辅"的经营模式,需要有力的营销团队和渠道建设。

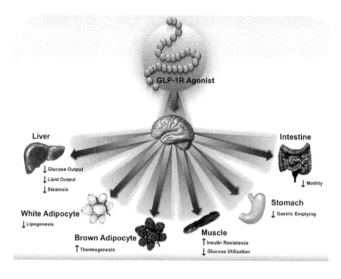

图3—1　病理研究复杂(GLP-1受体激动剂的间接药理学作用)

从投资角度来讲,医疗投资是一个具有天然高壁垒的领域,高壁垒投资通常可以为资本带来更好的投资收益。但是,高壁垒也阻碍了资本的进入,任何投资行为都是时间和精力性价比考量的选择,花多少时间和耐性去学习研究这个行业是每个投资机构在投资医疗项目时需要权衡的问题。

第二节 医疗产业"水深",需要借助专业团队

2015 年年中随着二级市场走熊和众多传统行业的疲软,很多非医疗企业纷纷进军医疗健康行业。据有关方面不完全统计,2015 年以来,介入大健康领域的上市公司多达百家以上,其中既有通过跨界重大资产重组彻底转型,也有借助跨界形式实现主业延伸和双主业经营模式。跨界涉足健康产业的上市公司,其原有主业可谓五花八门,既有商业贸易、公用事业、房地产、农林牧渔,也有纺织服装、机械设备、化工、电子信息,林林总总,令人眼花缭乱。"这些仅仅是已有公告的上市公司,对于大部分上市公司来说,眼下没有医疗产业布局想法的上市公司已经属于少数。"这是笔者近期从不同券商行业研究员群体交流中获得的几乎一致的说法。按照保守估计,正在开展或有医疗大健康产业布局想法的上市公司近 2 000 家。但是鉴于对医疗产业"水深"的固有思维及国内高性价比项目的缺乏,按照传统的投资方式,这些企业的"医疗梦"很难实现。但随着越来越多专业医疗投资机构的出现,对于医疗产业"水深"的错误认识也终将被改变(见图 3—2)。

众多医疗专业投资机构及专项医疗基金的出现和设立将在近几年引领行业投资发展。医疗行业投资由于投资门槛高、周期长的特点以前在资本市场一直不温不火,阻碍这个行业发展一个很大的原因是行业专业投资人才的缺失,随着近两年这些专业团队的出现将真正开启医疗行业投资的大潮。2015 年被称为"医疗股权投资的元年"也得益于传统投资机构的医疗团队升级为医疗基金团队,以及很多医疗 VC2.0 机构的出现,抑或有医疗产业出身的投资人活跃于这个行当。2016 年政府对于私募前所未有的严厉监管对于这些刚刚起步的医疗专业投资机

构和基金还是有很大影响的,但是很多机构也已经在这一波的浪潮中厉兵秣马,2017 年以后正是粮草充足、兵强马壮的最好时候。

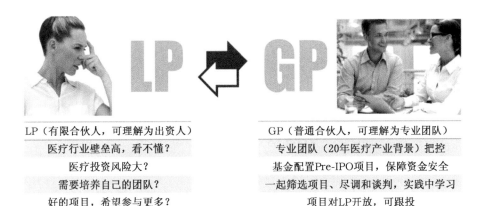

LP（有限合伙人，可理解为出资人）
医疗行业壁垒高，看不懂？
医疗投资风险大？
需要培养自己的团队？
好的项目，希望参与更多？

GP（普通合伙人，可理解为专业团队）
专业团队（20年医疗产业背景）把控
基金配置Pre-IPO项目，保障资金安全
一起筛选项目、尽调和谈判，实践中学习
项目对LP开放，可跟投

图 3—2　专业医疗投资机构的出现和设立

同时,医疗行业很大,不同子行业差别巨大,药品和器械几乎是两个完全不同的行业,对于医药行业熟悉的完全有可能不懂器械行业。在医疗投资圈,同时具有五年以上药品行业和器械行业从业经验的投资人已经是凤毛麟角,很难要求其同时有医疗服务行业的从业经历。这就需要从事这个行业投资的投资人要不断学习和研究各个细分行业,没有人可以凭借几个投资项目而成为这个行业的专家,不断学习和钻研才是这个行业投资的唯一路径,"水深"只不过是不愿意学习的借口。

第四章

医疗行业投资中的投行思维

随着资本看好医疗产业,很多企业纷纷涉足医疗大健康领域。但是我们发现大部分企业对于医疗大健康领域的投资比较保守:(1)以房地产为代表的企业偏爱重资产的并购;(2)上市公司由于财务压力,偏爱并购有净利润的后期项目;(3)产业基金由于基金存续期以及畏惧风险,也偏爱后期项目。

这些现象多少和医疗投资中的投行思维有关系。医疗投行思维的本质是追求短期的财务回报,而医疗产业又是一个长回报周期的行业,这种思维在医疗投资中具有突出矛盾。

第一节　医疗行业产品报批时间长

以医疗器械为例,一般情况下注册流程是:撰写标准—产品注册检测—临床试验—体系考核—最后注册审核(见图4—1)。主要决定时间的是检测和临床试验。检测的项目越多越复杂,时间也就越长,临床试验也是一样,比如三类植入类医疗器械比非植入的设备花费的时间就要多得多。一般二类产品的注册需要6～8个月，三类产品总体时间从1年到五六年都有可能。研发到审批，需要至少3～5年的时间。

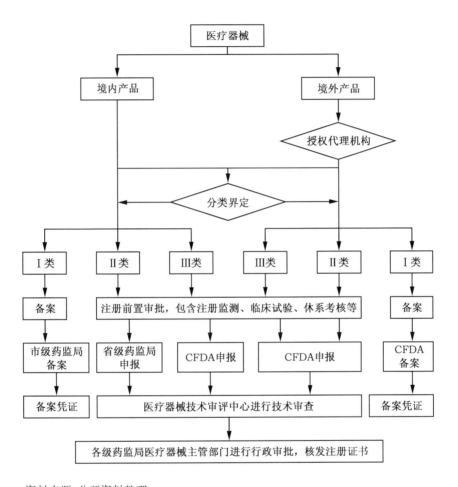

资料来源：公开资料整理。

图 4—1 医疗器械注册流程

相对于器械，药物的报批周期更为漫长。除去药物临床前研发的时间，在中国，1.1类新药从进入临床到获得生产批文的平均时间为7.5年，3.1类新药为8年。

药物经过临床试验上市后，还需进行Ⅳ期临床研究。药物上市后监测主要关注药物在大范围人群应用后的疗效和不良反应监测。药物使用指导需要根据这一阶段的结果来相应修订。这一阶段还会涉及的一些内容有:药物配伍使用的研究,药物使用禁忌(比如有些药物上市就发现服药期间服用西柚会影响药物的代谢)。如果批准上市的药物在这一阶段被发现之前研究中没有发现的严重不良反应,比如显著增加服药人群心血管疾病发生率,药物还会被监管部门强制要求下市。

第二节　医疗行业市场培育周期长

药品和医疗器械取得注册和生产许可证后,还将面临市场应用的考验。以下,我们从渠道及学术角度分析市场培育的长周期特点。

渠道角度,一个药品必须经过各省的招标才可以进入当地的医院销售,对于新药来说,进入药品招标目录需要分别和各省招标办以及物价局进行沟通,获准后进入招标流程,中标后要承诺一定的销售量,而这仅仅是渠道端的市场准入。更为艰难的是进入医院这个环节,按照目前新药进院的流程,需要医院的药事委员会批复,而很多医院的药事委员会并不会高频率进行,一年乃至两年召开一次的情形十分常见,而在药事委员会召开之前,厂家的销售人员必须先经过临床科室主任的报告,通过药剂科提交至药事委员会。这里每个环节都需要很多轮沟通。一个新药进院的时间通常需要1~2年的工作及等待。

学术推广方面,我们知道医疗行业大都不允许公众广告,一个新产品要进入市场销售需要专业领域的推广,一个新药要获得医生的认可,首先必须经过专业的学术信息传递,厂家上市一个新药通常会举行很多场上市会及各地区学术研讨会,请专家作为观点领袖(KOL)向更多的医生介绍这个新药的疗效及安全性。而这些KOL也需要先对产品的相关情况进行了解,厂家会安排海外学习考察,乃至请这些专家担任主要研究者(PI)去进行上市后临床观察研究。这样的研究不但花费巨大,同时需要很长的时间设计方案、入组患者、统计整理、发表文章等。而经历过这些推广步骤后,医生也只是对新品有大致印象。一个新品的大量应用还需要获得疾病治疗指南的推荐才可以成为主流。这样厂家的市场部还需要组织专家进行临床数据的观察,经过很多轮的专家共识,等应用成熟后且海外指南变更后去修订国内的治疗指南。据笔者观察,一个新药要获得中国指南的推荐,没有 5~8 年的系统性推广几乎是不可能的。同时,新药进入医保目录也需要长时间的学术推广积累。

第三节　投行固有的首次公开发行前(Pre-IPO)投资逻辑

目前较多的医疗投资机构,只投 Pre-IPO 阶段的项目,我们是非常理解的。(1)非医疗背景半路进入医疗产业投资的团队,尤其是投行出身的团队,往往对于财务数据以及 IPO 合规性更具有把控,更喜欢以 IPO 的眼光来考核企业;(2)基金存续期短,中国没有接老股的习惯,也没有其他较好的退出途径,只能投 Pre-IPO 阶段的项目;(3)畏惧风险,无论是药物还是器械,研发和市场推广都有风险,只有经过市场检验的 Pre-IPO 项目,才是最为安全的。

但是这样的结局是:Pre-IPO 项目估值越来越高,眼下已经没有市盈率(PE)20 倍以内的高成长类型医疗标的,成长性好的医疗标的基本都在 25 倍、30 倍以上。这种现象很正常,因为目前二级市场的医疗行业平均 PE 在 45 倍以上,这就是不同市场间的套利行为。经济学认为套利是不可持续的,二级市场的高估值已经是世界范围内罕见,迟早会回归,加之一级市场资产的快速上涨,一二级倒挂的情形迟早会出现。可以想象有一天,已投项目 IPO 后,投资人不是欢喜雀跃,而是欲哭无泪,因为二级市场的市值低于投资时的估值,投资出现亏损。这样的情形在不久的将来会是常态,那么有人说我是否要严格控制投资时的价格,只投便宜的项目?很多机构以 15 倍来作为投决会的标准,这就出现了一个问题:多少PE 是便宜或是贵的? 企业处于一个红海竞争的下行市场,即使 10 倍也是高的。企业未来具有爆发性成长,即使 30 倍、40 倍今后一样可以有非常丰厚的回报。以简单的 PE 倍数作为评判的硬性标准显然是不合理及偷懒的行为,对于项目的判断应该是基于成长性的判断。而对于成长性的判读恰恰是最没有标准可循的，需要花费大量的时间去学习了解细分产业及进行细致的尽职调查，这也是大部分投行思维的机构不愿意去做的。

第五章

研发型药企投资周期长，退出途径受限

研发型药企相较于其他的投资行业有其行业特性，如药物的研发周期长、研发风险性高以及研发所需要的前期成本投入巨大。而这些行业特性和运作模式则恰恰造成了目前国内相当部分研发型药企作为相应的股权投资标的时，其与现阶段国内的股权投资市场中普遍的投资价值理念之间存在不可忽视的差异。而这种差异又因为国内资本投资市场原有的投资退出路径过于单一和市场中政策主导性过强等因素而更显突出，从而使得研发药企的投资环境变得更为窘迫。

第一节　药物研发周期长

药物在临床前研发完成后，需要进行临床试验，经过Ⅰ、Ⅱ、Ⅲ期临床试验后，药物才能上市销售。从 2003 年开始后的十年间，美国、欧盟以及日本的新药申报生产获批时间中位数依次为 304 天、459 天和 487 天。与中国相比已经算非常快了，在中国，一个进口新药的临床审评时间为 6 至 10 个月，申请生产的审评时间跨度可以从

20个月到62个月不等,不确定因素相当大,总时长历时5年(见图5—1及表5—1)。相较之下,我国在国内外首次上市销售的化学合成药品的1.1类新药的平均审评时间为42个月(见图5—2及表5—2),已在国外上市销售但未在国内销售的制剂及其原料药的3.1类新药的平均审评时间需42个月(见图5—3),而已有国家药品标准的原料药或者制剂的6类新药审评周期一般需要25个月。此外,申报临床的平均审评时间为14个月、28个月和28个月。整个1.1类新药从申请临床开始到获得生产批件所需要的周期时长近7.5年,3.1类新药需要的时间甚至超过8年。其中,更值得一提的是某些创新药,其从申请到最后投入使用的总时长更是要花费16年之久,可想而知,这大大妨碍了我国自主研发新药的积极性。

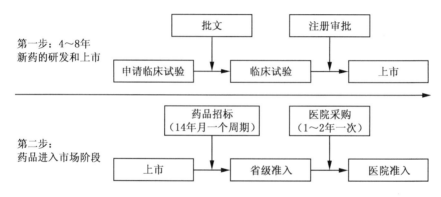

资料来源:公开资料整理。

图5—1 我国药物审批时间

表5—1　　　　　　　　　　部分进口药品申报临床和上市的审评时间

药品名称	制药企业	适应证	申报临床评审时间(月)	申报上市评审时间(月)	总历时(月)
苹果酸舒尼替尼胶囊	辉瑞	胃肠间质瘤、晚期肾细胞癌	6	18	24
厄洛替尼胶囊	诺华	慢性髓性白血病	10	17	42
替吉奥胶囊	日本大鹏	胃癌	6	18	53
氟维司群注射液	阿斯利康	晚期或转移性乳腺癌	8	24	73
甲苯磺酸拉帕替尼片	葛兰素史克	晚期或转移性乳腺癌	6	96	102

资料来源:公开资料整理。

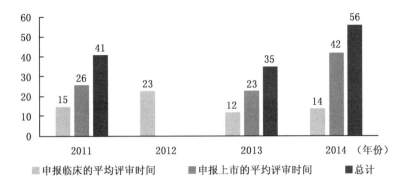

資料来源:Insight 数据库。

图 5－2　我国 1.1 类新药的平均审评时间(月)

表 5－2　　　　　　　　　　部分 1.1 类新药研发周期

产品	企业	申请临床时间	获批时间	研发周期
双环铂	北京兴大	2002	2012	10 年
艾瑞昔布	恒瑞医药	2003	2011	8 年
吡非尼酮	上海睿星	2004	2011	7 年
吗啉硝唑	江苏豪森	2005	2014	9 年
阿帕替尼	恒瑞医药	2006	2014	8 年

資料来源:公开资料整理。

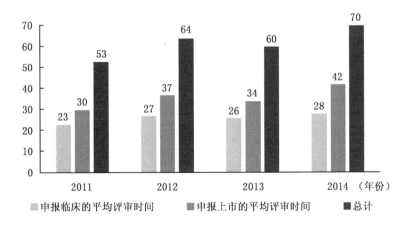

資料来源:Insight 数据库。

图 5－3　我国 3.1 类新药的平均审评时间(月)

33

与此同时,因为审批程序冗长,导致新药审批积压情况和待办等候时间也越来越长。根据食药监局发布的《2015年度药品审评报告》显示,2015年食药监局下属的药审中心全年完成审评任务9 600余件,但是评审任务积压仍然高达16 000余件。虽然,根据2016年食药监局公布的审计报告数据看,为了进一步落实解决药品积压受理的政策,药品审评中心(CDE)完成审评并呈送总局审批的注册申请共12 000余件,较上一年提高26%(见图5-4)。但注册积压数量约为8 200件,依旧处于高位,而且实际承办的数量则更少。2016年承办了3 779个,2017年承办了4 837个。其也从另一方面说明,我国药品审批力量较小。美国药品审批中心有5 000人,而国内截至2016年底才增至600人,效率有待提高。可见,在短期之内药物过长的研发审批试验等一系列上市程序很难大幅度缩短。

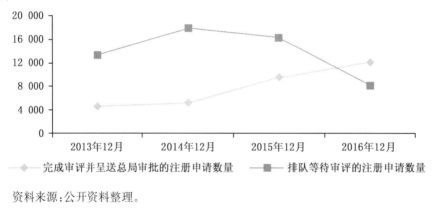

资料来源:公开资料整理。

图5-4 2016年完成审评并呈送总局审批和排队等待审评的注册申请情况与前3年比较

第二节 药物研发风险高

新药研发失败率越来越高,华尔街分析师的研究表明:20世纪70年代,新药比安慰剂疗效高4.5倍,20世纪90年代下滑至2倍,近十年数据显示新药比安慰剂疗效高36%。对于任何公司来讲,研发的困境在于:发明和测试药物的业务充满了随机因素,甚至很难衡量一家公司在这方面做得好还是不好。

通过对过去20年的临床研究分析,认为2012~2014年,临床实验的成功率有所回升。如图 5—5 所示，从 1996 年开始的 15 年间，全球新药研发成功率逐年下滑，最后三年平均成功率更是 1996 年开始三年的平均成功率的一半都不到（7.5％比 16.4％）。不过，庆幸的是，自 2011 年后成功率已经开始反弹，现在已达到 12％，超过 2000 年时的成功率（见图 5—5）。在临床试验成功率中，最低的是Ⅱ期。主要是因为Ⅰ期只是安全性评价，Ⅱ期是最重要的有效性评价。最近药物研发成功率的提升主要是Ⅱ期临床试验阶段的提升（见图 5—6、图 5—7、图 5—8）。

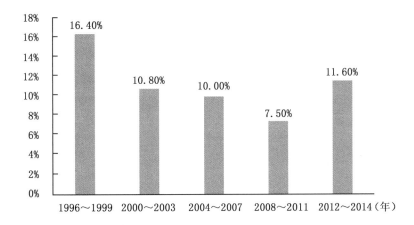

资料来源：Nature。

图 5—5　药物从临床Ⅰ期到上市的累计成功率

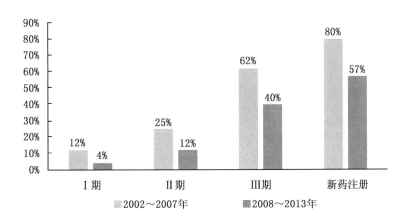

资料来源：公开资料整理。

图 5—6　药物研发成功率降低

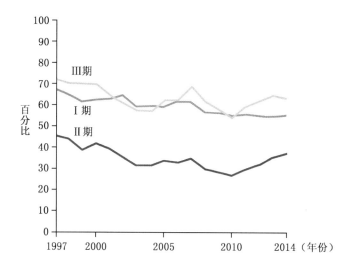

资料来源：Nature。

图5－7　临床Ⅱ期成功率有所回升

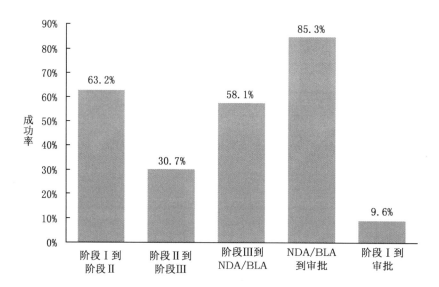

资料来源：Clinical Development Success Rates 2006－2015，BIO；Biomedtracker；AM-PLION。

图5－8　临床各阶段平均成功率

2006~2015 年,相关机构对这十年间在研新药的临床阶段进行了成功率统计与分析。其中对不同阶段新药研发成功率统计发现,临床 I 期的成功率约为63.2%,在可接受范围之内。而 II 期临床成功率低到 30.7%,这才是验证药物是否有效的分水岭,由此可见,II 期在临床研发阶段中具有举足轻重的作用。因此,从临床开始直到最后通过批准成功上市的总成功率要低于 10%,也就意味着,10个进入临床的药物中,到最后只有 1 个能最终上市,甚至一个都没有。其中小分子药物的成功率为 7.5%,相比之下,生物制品的成功率却有 14.6%。抗感染药物成功率最高,而肿瘤、心血管药物的成功率较低。特殊试验方案评价(Special Protocol Assessment,SPA)和孤儿药的成功率特别高,而癌症疫苗的成功率最低(见表 5-3)。可见,如果对于一个还在药物发现或成药性研究阶段的项目而言,其成功率就更无从谈起。

表 5-3　　　　　　　　　　　　　　　　新药研发成功率

	I 期通过率	II 期通过率	III 期通过率	注册通过率	总成功率
2003~2011 年	64.5%	32.4%	60.1%	83.2%	10.4%
新分子实体	64.2%	28.6%	53.2%	76.5%	7.5%
生物制品	68.4%	37.9%	63.2%	88.8%	14.6%
小分子	65.4%	29.0%	52.3%	76.1%	7.6%
大分子	65.8%	37.7%	60.1%	88.6%	13.2%
单抗	70.1%	38.1%	60.7%	86.8%	14.1%
非单抗蛋白	58.9%	35.3%	69.0%	91.5%	13.1%
疫苗	67.1%	44.3%	50.0%	100.0%	14.9%
主要适应症	66.5%	39.5%	67.6%	86.4%	15.3%
次要适应症	59.8%	23.8%	46.2%	74.9%	4.9%
抗感染	65.8%	45.9%	65.3%	84.9%	16.7%
自体免疫	68.0%	34.0%	68.4%	80.3%	12.7%
内分泌系统	58.3%	33.8%	67.4%	86.4%	11.6%
呼吸系统	66.7%	27.5%	63.3%	96.0%	11.1%
神经系统	62.4%	30.2%	60.6%	82.2%	9.4%

	Ⅰ期通过率	Ⅱ期通过率	Ⅲ期通过率	注册通过率	总成功率
心血管	60.6%	26.3%	52.8%	84.5%	7.1%
肿瘤	63.9%	28.3%	45.2%	81.7%	6.7%
抗癌小分子	66.5%	28.8%	45.6%	82.9%	7.2%
抗癌单抗	68.0%	29.3%	50.0%	93.8%	9.3%
抗癌蛋白/多肽	48.0%	31.6%	37.5%	60.0%	3.4%
癌症疫苗	50.0%	39.5%	8.3%	100.0%	1.6%
特殊试验方案评价(SPA)	97.1%	97.4%	60.0%	80.0%	45.4%
孤儿药	86.8%	70.0%	66.9%	81.0%	32.9%

资料来源：Nature Biotechnology。

第三节　药物研发投入成本巨大

2016 年，德勤会计师事务所发布了一份研究报告，其对 12 家大型药企进行了持续长达 6 年的追踪研究显示，这些大型药企的研发投资回报率已经从 2010 年的 10.1% 大幅下降至 2016 年的 3.7%。考虑到其成功概率因素影响，整体的新药平均研发成本已经从低于 12 亿美元增长至 15.4 亿美元，而且整个研发周期也增加，需要将近 14 年才能推出一种新药。同时，目前临床试验项目设计要求逐年升高，也导致临床研究费用水涨船高。而这些成本最后也都将计入上市新药的研发成本中去，这样对于新药研发的总投入则会越来越高。

2015 年，全球前十大药企继续维持高额的研发投入。其中罗氏和诺华的研发投入都在 84 亿美元左右。辉瑞也在逐年加大研发资金投入，以总投入 76 亿美元排名第三。这些大型药企的研发费用占销售额比重都较高，绝大部分都在15% 以上。其中，一半的药企，包括罗氏、强生、阿斯利康、礼来和百时美－施贵宝的投入超过 20%。这恰恰也证明了尽管研发的投资成功周期长，成本极高，但其所带来的收益也是非常可观的。

对比我国上市大型医药企业的研发投入来看，我国在研发的道路上还任重而道远,药品研发投入严重不足,2016 年全年,我国所有制药企业研发投入总和都不及世界最大的制药企业罗氏和诺华制药一家药企的研发经费投入。从 2017 年上半年上市药企的公开财务数据来看,国内仅有 26 家上市药企研发投入超过亿元,恒瑞医药投入研发费用最高,为7.820 2亿元,其次是复星医药,约为 6.2 亿元研发投入;科伦药业以不到 4 亿元位列第三。此外,研发费用在 2 亿元以上的药企有 3.5 亿元的海正药业、3.2 亿元的人福医药以及 2.2 亿元的天士力,其中大部分企业的研发占比在 6%左右,仅和国际仿制药的研发占比持平。

表 5—4　　　　　　　2017 年上半年中国上市药企研发费用前 18 位

股票代码	股票简称	研发费用总额	研发费用占营业收入的比重
600276.SH	恒瑞医药	7.8202	12.33%
600196.SH	复星医药	6.2604	7.49%
002422.SZ	科伦药业	3.9286	7.95%
601607.SH	上海医药	3.7381	0.57%
600380.SH	健康元	3.5470	6.52%
600267.SH	海正药业	3.4687	6.3%
600079.SH	人福医药	3.2428	4.73%
600535.SH	天士力	2.2237	3.06%
600521.SH	华海药业	1.9316	8.22%
002294.SZ	信立泰	1.8978	9.33%
000513.SZ	丽珠集团	1.7155	4.01%
600557.SH	康缘药业	1.6640	10%
000963.SZ	华东药业	1.6445	1.17%
600420.SH	现代制药	1.5652	3.42%
603858.SH	步长制药	1.5644	3.42%
002001.SZ	新和成	1.5373	5.87%
000999.SZ	华润三九	1.5234	3.05%
300142.SZ	沃森生物	1.4614	56.93%

资料来源:公开资料整理。

第四节　医药企业投资对政策敏感

医药行业在各国都受到严格政策管控,整体产业对政策高度敏感。正是由于这样的行业特殊性,一般而言,其产业链的多个环节都会受到一个甚至多个政府部门的监管。而就产业政策而言,在国内,尤其是对于药品价格的定价、医疗保险的覆盖程度及新药审批的进度和具体流程等方面,对行业和企业的发展影响都具有深远的意义,因此,对产业政策方向的把握和准确的预测都成为医药企业投资的重要决定因素之一。

就近期而言,对于药品价格以及药品的销售市场和渠道,自 2017 年起,我国正式推行的两票制改革(见表 5-5)和药品零加成制度,以及同时开始的医保新一轮控费政策(见表 5-6),都一定程度上影响医药企业最终的销售业绩,在近期内已经使得部分企业出现利润下滑的问题(见图 5-9)。

表 5-5　　　　　　　　　　两票制相关文件的出台

省份	发布时间	政策名称	实施时间
福建	2014 年 6 月 25 日	《福建省 2014 年医疗机构药品集中招标采购实施意见》	2014 年实行
安徽	2014 年 10 月 8 日	《安徽省公立医疗机构药品采购推行"两票制"实施意见》	2016 年 11 月 1 日起执行
青海	2016 年 12 月 12 日	《关于青海省公立医疗机构药品采购推行"两票制"的实施(试行)》	2016 年 12 月 15 日起部分实施
陕西	2017 年 3 月 4 日	陕西 8 部门联合发布《关于在全省公立医院医疗机构施行药品和医用耗材"两票制"的通知》	2017 年 1 月 1 日起实施,过渡期半年
宁夏	2017 年 6 月	《宁夏回族自治区公立医院推行药品采购"两票制"的实施方案(试行)》	2017 年 1 月 1 日起全面实施
海南	2017 年 5 月 22 日	《海南省公立医疗机构药品采购"两票制"实施细则(试行)》	2017 年 6 月 1 日起逐步实施
四川	2017 年 4 月 6 日	《在四川省公立医疗机构药品采购中推行"两票制"实施方案(试行)》	2017 年 4 月 6 日起全省推行

续表

省份	发布时间	政策名称	实施时间
北京	2017 年 10 月 20 日	《北京市公立医疗机构药品采购推行"两票制"实施方案(试行)》	2017 年 10 月 20 日起实施,过渡期 3 个月
湖南	2017 年 4 月 11 日	《湖南省公立医疗机构药品采购"两票制"实施方案(试行)》	2017 年 4 月 11 日起实施,过渡期 5 个月
山西	2017 年 4 月 28 日	《山西省推进公立医疗机构药品采购"两票制"实施方案(试行)》	2017 年 5 月 1 日起启动,2017 年 8 月 1 日起实施
河北	2017 年 5 月 26 日	《河北省公立医疗机构药品采购推行"两票制"实施方案(试行)》	2017 年 11 月 1 日起施行
辽宁	2017 年 3 月 15 日	《辽宁省公立医疗机构药品采购"两票制"实施细则(试行)》	2017 年 6 月 1 日启动,分阶段实施
重庆	2017 年 1 月 3 日	《重庆市公立医疗机构药品采购"两票制"实施方案(试行)》	2017 年 6 月 1 日起全面实施
浙江	2017 年 5 月 24 日	《关于在全省公立医疗机构药品采购中推行"两票制"的实施意见(试行)的通知》	2017 年 8 月 1 日起实施,过渡期 3 个月
甘肃	2017 年 4 月 26 日	甘肃 8 部门联合发布《公立医疗机构药品采购"两票制"实施方案(试行)》	2017 年 10 月 1 日起全面落实,过渡期半年
天津	2017 年 6 月 28 日	《关于印发天津市公立医疗机构药品采购推行"联票制"实施方案(试行)的通知》	2017 年 8 月 31 日起过渡,2017 年 9 月 1 日起全面实施
上海	2017 年 6 月 30 日	《上海市公立医疗机构药品采购"两票制"实施方案(试行)》	2017 年 7 月 1 日起实施
黑龙江	2017 年 5 月 17 日	《关于印发黑龙江省公立医疗机构药品采购"两票制"实施方案(试行)的通知》	2017 年 8 月 31 日起过渡,2017 年 9 月 1 日起全面实施
广西	2017 年 4 月 24 日	《广西壮族自治区公立医疗机构药品集中采购"两票制"实施方案(试行)》	2017 年 9 月 1 日起部分推行,2018 年 1 月 1 日起全面实施
吉林	2017 年 5 月 19 日	《吉林省公立医疗机构药品采购"两票制"实施方案》	2017 年 6 月 30 日起全面实施
内蒙古	2017 年 6 月 27 日	《内蒙古自治区公立医疗机构药品采购"两票制"实施方案(试行)》	2017 年 11 月 11 日起全面实行

资料来源:公开资料整理。

表 5－6　　　　　　　　　　　医疗保险相关政策的出台情况

时间	颁布单位	政策名	主要内容
2012 年 2 月 20 日	财政部 人社部 卫计委	关于加强基本医疗保险基金预算管理发挥医疗保障基金控费作用的意见	全面实施以总额预算为基础,门诊按人头付费,住院按病种、按疾病诊断相关分组(DRGs)、按床日付费等多种方式相结合,适应不同人群、不同疾病及医疗服务特点的复合支付方式
2017 年 4 月 24 日	人社部	关于做好 2017 年城镇居民基本医疗保险工作的通知	提高筹资标准,加快推进整合,完善大病保险,强化管理监控。全面深化付费方式改革和推行医疗保险职能监控,以付费总额控制为基础推行按病种、按人头等多种方式相结合的复合付费方式
2017 年 5 月 31 日	卫计委	关于实施有关病种临床路径的通知	公布 202 个按病种付费临床路径
2017 年 6 月 28 日	国务院	进一步深化基本医疗保险支付方式改革的指导意见	实行多元复合式医保支付方式。重点推行按病种付费。原则上对诊疗方案和出入院标准比较明确、诊疗技术比较成熟的疾病实行该病种付费。开展按病种诊断相关分组付费试点。完善按人头付费、按床日付费等支付方式。强化医保对医疗行为的监管

资料来源:公开资料整理。

而从另一方面来讲,2016 年开始国家出台关于仿制药质量和疗效一致性评价的相关支持政策和上市许可持有人制度(MAH)的进一步落实都大大促进了研发型药企的发展,也为医药研发合同外包服务机构(CRO)和医药生产合同外包服务机构(CMO)等外包型医药企业提供了更多的发展机遇。

与此同时,资本市场的政策也对整个医药行业的投资前景至关重要,例如 2018 年初国家对包括生物科技在内的四类独角兽企业 IPO 将进一步放宽条件,加快审批进度。而早在 2017 年下半年,港股市场对国内医药研发企业的上市条件也进一步放宽等。由此可见,一系列扶持政策的出台,待市场逐步对政策解读消化完之后,一定会在基本面上直接影响整个研发型医药行业的投资前景。

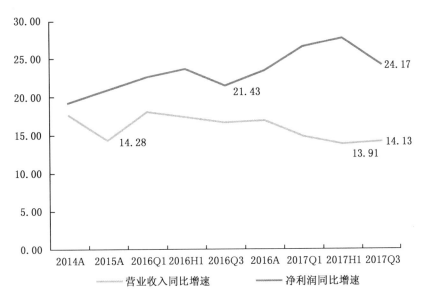

资料来源：公开资料整理。

图5—9　两票制对上市医药企业收入影响情况

第五节　退出途径较为单一

对于药物行业投资人来讲，由于研发阶段的药企持续、普遍性亏损，加之老股转让在中国的接受度较差，退出途径只有两条：并购和IPO。并购的节点分别是Ⅰ、Ⅱ、Ⅲ期临床结束和拿到生产批件，而且并购的不确定性较高。从相当一部分并购案例可以看出，最后的股权转让所能带来的收益较小，无法让投资人感到满意。

就市场欢迎度来看，对于大部分仿制药，资本市场兴趣度不高。研发生物药、1.1类新药和3.1类药物的企业则更受追捧。前文提到这类药物的临床前研发通常至少需要2～5年，甚至更长。临床研究评价需要7～8年。上市后进入Ⅳ期临床，同时进入医院2～3年。共需要12～15年的时间，项目甚至企业一直处于资本投入阶段，还没有任何效益产出。而在后续的5年，公司需要产品销售额呈现爆发式增长，3个财年净利润良好，才能实现企业IPO。整体来讲，企业从成立到

IPO需要15~20年。而目前来看，中国IPO的审批准则越来越严格，对于企业的状况要求也越来越高。对于只是拥有单一产品的医药企业而言，其难度也将进一步加大。

退出途经的不确定性以及时间过长，阻碍了中国医疗产业投资人对于药品的投入。解决这一问题有三种方法：(1)延长基金存续期；(2)学习美国纳斯达克，鼓励高科技研发型企业上市；(3)基金公司改变习惯，接老股成为正常退出途径。这部分我们将在"九路篇"部分详细论述。

第六章

器械行业细分市场小，瓶颈效应突出

从 2017 年我国医疗产业中三个主要组成部分的预计市场规模来看，药品和医疗服务行业将分别达 2 万亿元和 4 万亿元，而器械只有 4 000 亿元，整体规模还相对较小(见图 6—1)。

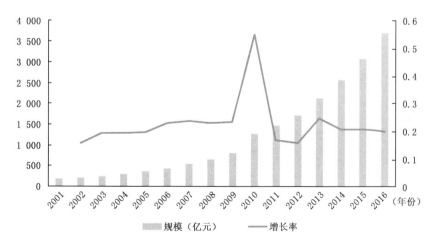

资料来源：公开资料整理。

图 6—1　2001～2016 年医疗器械市场规模

其中,在医疗器械市场中占据份额前三位的分别是医学影像、IVD、心血管器械。综观全球,排名靠前的医疗器械公司有强生、美敦力、GE、西门子等知名外资企业,其产品线覆盖了医疗器械大部分领域,但基本不重合,而是作为各自领域的龙头,掌握着各个细分市场的命脉,特别是高端器械市场份额,目前我们医疗器械市场中高端与中低端产品的份额比约为 1∶3,而在国外这个比例接近 1∶1,这更加剧了我国医疗器械细分市场的竞争及瓶颈效应。

第一节　医学影像设备利润空间小、投资陷阱多

医学影像设备是临床诊断、治疗的重要保障,是临床、科研工作中的重要参考内容。在现有的医疗体系中,70%以上的临床诊断都需要依赖影像结果。

我国是全球第四大医学影像市场,占全球份额的 12%,但预计到 2018 年市场规模也仅能达到 55 亿美元,国内企业面临的竞争挑战十分激烈。同时,在高端领域,进口产品占比达 85%以上,这种核心技术、部件等被国外公司垄断的局面较难突破,大大限制了国内企业的成长。

其中,第一梯队的通用电气、飞利浦、西门子等研发能力强,产品覆盖面广,已占市场份额的 70%～80%;而出现在第二梯队中,品牌和技术日渐成熟,产品性价比高的国内优秀医疗器械企业,也只占市场份额的 15%～25%;最后,位于第三梯队的众多国内小规模医疗器械生产企业,因技术能力较弱,产品较为低端、竞争力较弱,仅占约 5%的市场份额。

此外,医学影像设备投资存在几个陷阱,我们逐一分析:

第一,成本高企,毛利润率低。医疗影像设备行业是一个多学科交叉的高技术产业,产品专有技术积累和科研开发能力的培养是一个长期的过程。我国长期在此领域依靠国外技术,包括最新美国的 301 调查也直接把中国的医疗器械出口列为重点惩罚条款。近几年我们国内的研发企业开始加大研发投入,不同程度地号称自己能够研发关键核心技术,例如核磁共振中的磁体和谱仪、CT 中的探测器

等，但是由于核心部件的上游供应商依然依赖国外采购及技术，导致各类成本过高，从生产成本上来说没有特别的竞争力，而且随着高端 MR、CT 生产厂家的大量涌现，价格竞争愈演愈烈，导致利润过低。从目前这类高端医疗影像设备厂家的估值来看，很可能存在 IPO 后价格倒挂的现象，投资的价值大大降低。

第二，品规众多，细分市场不大。除了 MR、CT、PET 等大设备外，国内企业在超声设备的布局相对更为容易，但也正是技术复杂性稍低，造成了超声厂家众多，产品单品价格本来就相对较低，竞争激烈程度不断加剧。同时超声设备的品规需求更为多样，除了传统的台式设备外，近几年随着分级诊疗的需求，便携式、手持式设备也层出不穷，国家对于超声的分类也越来越细，市场虽然看起来在成长，但单个 SKU 的市场实则在变小，各个细分领域的市场并不大，而且研发及生产成本要求越来越高，这类企业的发展依然困难重重。

当然人工智能（AI）的发展也给某些企业带来了机会，例如在筛查方面叠加了 AI 的全自动超声设备、具备识别癌症分型的设备以及操作简便的掌上超声设备等，由于技术的迭代及应用场景的改变，其成长性会远高于传统影像设备。不过该类企业的出现或产品上市时间相对较短，更适合 VC 阶段的投资，不一定适合所有私募机构投资。

第二节　体外诊断规模小、数量多，离散特征明显

体外诊断（In Vitro Diagnosis，IVD）是指将血液、体液、组织样本从人体中取出后进行检测，进而明确疾病诊断。其中，最为主要的三大领域是生化诊断、免疫诊断和分子诊断。在临床上，超过 85％ 的疾病诊断都需要依靠 IVD 技术。

据联合市场研究（Allied Market Research）报告分析，2016 年全球 IVD 市场约 617 亿美元，预计到 2020 年达到 747 亿美元。但 IVD 市场规模与各地区和国家的人口总数、医疗保障水平、人均医疗支出、医疗技术和服务水平等因素相关。美国是全球最大的 IVD 市场，规模已超 200 亿美元，美国公司生产了全球约 80％

的 IVD 产品。而我国仅占全球 IVD 市场份额的 2% 左右,整体市场规模偏小(见图 6-2)。

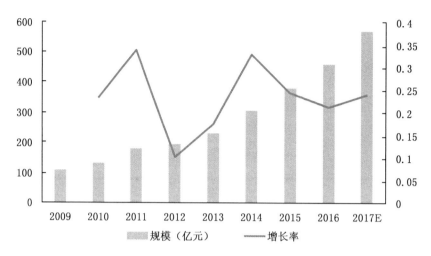

资料来源:公开资料整理。

图 6-2 2009~2017 年中国 IVD 市场规模

从市场格局看,外资诊断厂商占市场约 60% 份额,国内为 40%。同时,IVD 试剂占约 70%,仪器设备仅占约 30% 的市场比例。

由于该领域市场规模限制,目前国内 IVD 企业在发展过程中主要面临两个问题:一是企业数量多,但普遍规模小、品种少,实力较强的综合性企业还较少;二是仪器研发是短板,医院自动化检测系统多为外企垄断,多数企业通过代理业务丰富产品线或带动销售。

从投资角度来说,最大的问题是瓶颈效应突出,单个 IVD 市场非常小,一家 IVD 通常需要成百上千个 SKU 才能支撑一定的销售规模及财务数据,同时近几年随着基因检测概念的带动,传统上的免疫、生化类 IVD 厂家纷纷"转型",造成本来的业务还没做好,而去赶热点,讲故事。从笔者观察来看,IVD 领域看上去企业众多、热闹非常,而实际可以投资的标的却极少,该领域的投资价值其实不大。

第三节 心血管介入器械进口替代率高,合规问题突出

根据 2015 年中国心血管病报告统计,我国心血管疾病患者现已达到 2.9 亿人,随着人们生活质量的提高和人均寿命的增加,未来心血管疾病的患者数目还将继续向上增长。同时,由于患者基数大,心血管疾病致死已经成为目前城乡居民死亡的首要原因。

在心血管器械市场领域中,心脏支架是其中最大的一个细分市场,但是我国相对于世界还落后很多。从每百万人口使用率比较,我国每百万人支架使用量为376 支,美国为 1 800 支左右,我国与欧美发达国家还有 6～7 倍的差距,最主要的原因是我国贫富差距大,而心血管支架普遍价格较高,很多患者难以支付昂贵的治疗费用。

我国心血管支架市场约 80 亿～100 亿元,随着经济水平的不断提升,心血管支架的市场被逐渐打开,PCI 手术例数连年增加,如图 6－3 所示。

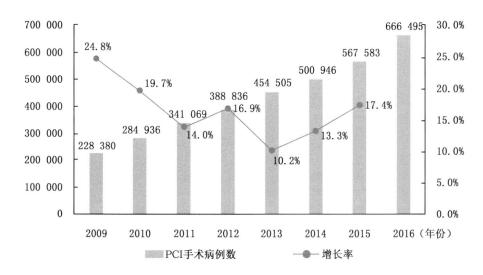

资料来源:公开资料整理。

图 6－3 2009～2016 年我国 PCI 手术病例数

支架领域是一个进口充分替代的市场,国产品牌的市场占有率高达 85％以

上，这与其他医疗器械形成了鲜明的对比，也常被国人作为案例提及，但是这样繁荣与热闹的表象下，其实背后并没有多少值得骄傲的地方。

首先，支架报批成本高企，临床试验要求的案例数非常高，新进入者几乎很难维持如此高的研发成本，导致市场上新品推出乏力。其次，支架市场的价格持续下跌，招标加上单病种收费等政策影响较大，每年有近5%～10%的降价幅度，依靠老产品很难持续获得较高销售增长。最后，销售费用高企，支架的费用往往是各方隐性利益的主要来源，这几乎已经成为这个细分领域的行规，企业单凭学术推广很难获得好的效果，这也是阻碍这个行业发展的一个重要原因。

心血管领域的高值耗材一直是合规的重灾区，除了支架市场外，起搏器、瓣膜、封堵器、药物球囊等虽然有更多的进口替代机会，但这个领域营销渠道的特殊性可能是企业IPO时的拦路虎。按照目前IPO要求，会对医疗行业合规性进行更严格的审核，看起来这个趋势会一直延续，我们也很久没有看到这类企业冲关成功的案例了。

第七章

公立医院改制雷声大雨点小,民营医院投资先天不足

第一节 公立医院改制政策不断,却鲜有成功案例

医疗服务产业是最能体现医疗产业的社会属性以及市场属性的区块,而医院作为医疗服务的主要提供者理所当然地成为争议漩涡的中心。如各种描述中统一的看法:在定价机制扭曲,补偿机制并不健全等各种原因的交织下,中国公立医院只能通过市场化的手段谋求生存及发展。因此,在所谓的"公益性"没法得到保证的状况下,中国的公立医院长期以来陷入了"不公不私"的尴尬处境,这一状况饱受诟病。

根据中国官方统计报告《中国卫生和计划生育统计年鉴》,医疗机构按经济类型可以分为公立医院和民营医院,而按主办单位则可以分为政府办、社会办和个人办。我国在对公立医院数量进行统计时,将公立医院分为"国有"和"集体"。所以,从狭义角度上看,我们当下所说的公立医院一般是指由政府直接出资建立的医院。而集体所有制医院则多是附属于国有企业的医院,随着国企改制持续深入

的推进,大部分企业医院逐渐走向自负盈亏,而其性质则转变为社会所有。

同样,公立医院改制在国内尚未形成统一认识,理论建设滞后,通俗讲,公立医院改制即政府卖掉医院转为社会资本所有。总结当下主要的改制形式,可以概括为三种:转制并购(全资收购、部分股权转让、增资扩股)、带资托管、公私合作(PPP)。三种方式各有优劣,也皆有成功案例。正如前文所说,二重属性需要根据地区、时机、宏观经济情况来平衡,不断调整和优化,公立医院改制并非简单地一卖了之。

一、公立医院改制政策频频

公立医院改制在上一轮医疗卫生体制改革中曾经掀起一轮高潮,当年的宿迁医改模式也曾经引发社会各界广泛关注。2000年宿迁市对公立医院进行了一场"卖光式"的改革。2005年,国务院发展研究中心与世界卫生组织合作发表的研究报告《中国医疗卫生体制改革》给出的结论是,中国的医疗卫生体制改革基本上是不成功的,这导致市场化的医改思路几乎被推翻。而"新医改"以来,随着公立医院改革的逐步扩大深入,以及国家对于医疗健康产业的重视和对引入社会资本的重视,公立医院改制再次成为焦点。

国务院2012年发布的《卫生事业发展"十二五"规划》中明确提出,要继续加大对于社会资本办医的支持力度。还提出,对于公立医院资源较为丰富的城市,可引导社会资本以多种方式参与包括国有企业所办医院在内的部分公立医院改制重组,积极稳妥地将部分公立医院转制为非公立医院,适度降低公立医院的比重,促进公立医院合理布局,形成多元化办医格局。到2015年,非公立医疗机构床位数和服务量均要达到医疗机构总数的20%左右。

2013年10月,国务院发布《国务院关于促进健康服务产业发展的若干意见》(国发〔2013〕40号)提出,到2020年基本建立覆盖全生命周期、内涵丰富、结构合理的健康服务体系,打造一批知名品牌和良性循环的健康服务产业集群,形成一定的国际竞争力,目标是基本满足广大人民群众的健康服务需求,届时健康服务业总规模将超过8万亿元。

2014年1月9日,国家卫计委正式发布《关于加快发展社会办医的若干意见》提出,凡是法律法规未明令禁入的领域,都向社会资本开放,还提出要转变政府职能,将社会办医纳入区域卫生规划中进行统筹考虑。

2014年2月,国家卫计委印发《2014年卫生计生工作要点》,提出鼓励社会资本以多种形式参与公立医院改制重组,并持续提高社会办医的管理水平和质量。制定国有企业医院的改制试点工作方案,持续推进公立医院资源丰富城市的国有企业医院的改制试点。大力推行并规范医师多点执业。

2015年3月30日,国务院印发了《全国医疗卫生服务体系规划纲要(2015～2020年)》,纲要中提出,县级行政区原则上设1个县办综合性医院和1个中医类医院。

2015年6月11日,国务院办公厅印发了《关于促进社会办医加快发展的若干措施》,进一步放宽准入,拓宽投融资渠道,促进资源流动和共享,优化发展环境。要求各地区、各有关部门要高度重视,把社会办医放在重要位置,加强沟通协调,密切协作配合,形成工作合力。

2016年8月8日,原国家卫计委发布《医疗机构设置规划指导原则(2016～2020年)》,指导各地加强"十三五"期间医疗机构设置管理,在符合规划总量和结构的前提下,取消对社会办医机构数量和地点的限制。

2017年5月16日,国务院办公厅发布《关于支持社会力量提供多层次多样化医疗服务的意见》,要求拓展多层次多样化服务,进一步扩大市场开放,强化政策支持,进一步激发医疗领域社会投资活力,调动社会办医积极性,支持社会力量提供多层次和多样化的医疗服务。

截至2017年底,原国家卫计委批准了10类独立设置医疗机构,包括医学检验实验室、病理诊断中心、医学影像诊断中心、血液透析中心、安宁疗护中心、康复医疗中心、护理中心、消毒供应中心、中小型眼科医院、健康体检中心,并且允许社会力量投资,并鼓励连锁化和集团化运营。

二、公立医院改制成功落地仍然较少

国家政策密集出台,而政府办公立医院改制成功落地情况却不容乐观。原国家卫计委数据显示,截至2016年底公立医院12 708家,与2015年数据比较,公立医院减少361家,而此前五年,公立医院年均减少156家左右(见图7-1),且多数为非政府办公立医院,其医院数量从 2005 年的5 603家减少到 2015 年的3 418家,年均减少218 家,而政府办公立医院始终维持在9 600家左右(见图7—2),鲜有改制成功案例。

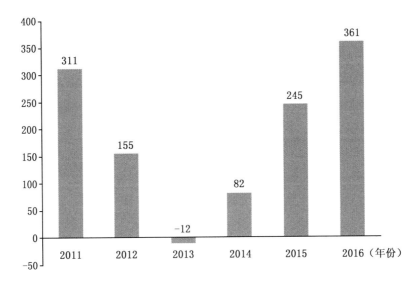

资料来源:国家卫生和计划生育委员会.2017 中国卫生和计划生育统计年鉴.北京:中国协和医科大学出版社,2017。

图7—1　公立医院减少数目

公立医院改制成功案例不多,有华润医疗投资的昆明儿童医院、北大医疗集团收购的湖南恺德心血管医院、中信医疗成功改制的汕尾市直属三家公立医院(汕尾市人民医院、汕尾市第三人民医院、汕尾市妇幼保健院)、凤凰医疗托管的北京门头沟医院等。相比于数量较少的成功案例,改制失败的案例则比比皆是,比如华润医疗收购的高州人民医院改制、中山大学附属第六医院改制、娄底市第一人民医院混合所有制改革等。

2017 年,以国企医院为代表的公立医院改制迎来了一个新的高潮,晋煤总医院旗下原有 7 家医院一次性打包改制。除此之外,河南能源化工集团有限公司所属医疗板块改制资产进行公开转让,转让标的底价合计约 13 亿元,共有 30 家医疗机构被一次性转让。相比于以往,2017 年国企医院改制呈现"一次性打包"改制特点。

公立医院改制是一项极其复杂的工程,涉及利益方众多,投资方、政府、医院等任何一方出现问题都会导致改制失败,总体而言,有以下几个原因:

54

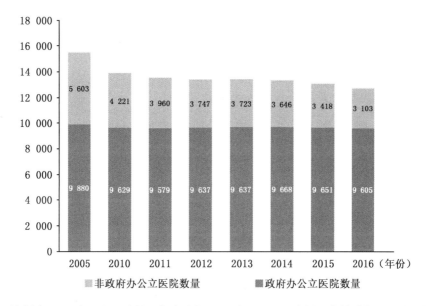

资料来源:国家卫生和计划生育委员会.2017 中国卫生和计划生育统计年鉴.北京:中国协和医科大学出版社,2017。

图7-2　政府办公立医院与非政府办公立医院数量变化

政府方面态度依然谨慎。虽然中央政府多次出台鼓励性政策支持公立医院改制,但是政府内部对于能否改制、改制路径及方式仍有争论,多数情况下仅在有限政策空间内探索改制的可行性。在公立医院尚未彻底成为财政包袱之前,少有政府积极主动推动改制。尤其公立医院改制容易涉及国有资产流失问题,这一问题属性较为敏感,会在很大程度上浇灭各地方政府在改制探索上的积极性。同时,地方政府领导班子的开明程度、引进资源的需求程度都直接决定改制进度和难度。

医院管理层是旧体制的主要受益者。医院的领导是决策、执行一体化,权力很大;部分科主任和中层干部在医院也有一定的权力,掌管一些利益部门,有灰色收入,改制后如何保证他们的职位和权力直接关系他们的态度,否则暗中阻挠改制不可避免。

医院职工支持与否成为改制落地的关键。多数情况下,政府和医院管理层比较容易被说服,此时医院员工的态度至关重要,上述多起改制失败案例皆是员工反对导致的。员工反对首先是担心个人经济利益受损,包括收入下降、养老问题和收入稳定性等,如果有灰色收入的员工还担心灰色收入受影响;其次是职工身份问题,地方政府医院职工是事业单位编制,干部还有行政级别,原则上讲改制后应该是"社会人",很多职工因为对体制的依赖和编制的偏好而反对。因此,医院职工安置问题是改制中不得不重视的一环。

此外,医院的供应商、当地的人民群众等都有可能成为改制过程中的阻力。值得注意的是,2017年国家全面取消药品加成,大量公立医院面临亏损,受制于政府财政压力被迫出售不可避免,公立医院改制或可加速。

第二节　民营医院投资先天不足

一、民营医院数量上已超公立医院,但质量上依然相差甚远

近年来,随着鼓励社会资本参与医疗体制改革和投资医疗行业的政策不断出台,民营医疗机构在数量上得到快速增长。国家卫计委数据显示,截至2016年底中国拥有医院2.9万家,其中民营医院16 432家,超过公立医院29％,相比2006年的4 150家,10年间增长近3倍。但从服务能力来看,其提供的总服务量仍远远低于公立医疗机构,民营医院的床位数、诊疗人次和入院病人数量仅占全部卫生服务的10％左右。

从医院等级上看,有12％公立医院为三级医院,二级公立医院和一级公立医院总占比达到66％;而在民营医院这边,仅1％的民营医院为三级医院,未分级医院占比达总民营医院数的59％(见图7－3)。从医院的床位数看,2016年,公立医院的床位数为446万张,民营医院为123万张(见图7－4),相差近3.6倍,其中大约有80％的民营医院床位数不到100床(见图7－5)。从医疗服务上看,在诊疗人数上,2016年公立医院诊疗人次数为28.5亿人次,民营医院诊疗人次数为4.2亿人次,相差近7倍。在出院人数上,2016年公立医院出院14 687万人,民营医院2 746万人,两者数据水平差距巨大。从病床使用率来看,2016年民营医院为62.8％,公立医院为91.0％。从平均住院日看,2016年,公立医院患者平均住院日为9.6日,而民营医院为8.6日。从以上数据我们很容易能感知公立医院人满为患、一

床难求的境况,这恰恰与民营医院资源大量闲置、浪费严重的现状形成鲜明对比。

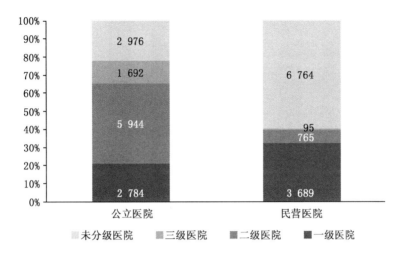

资料来源:国家卫生和计划生育委员会.2017 中国卫生和计划生育统计年鉴.北京:中国协和医科大学出版社,2017。

图 7－3　民营医院与公立医院分级情况(2013 年)

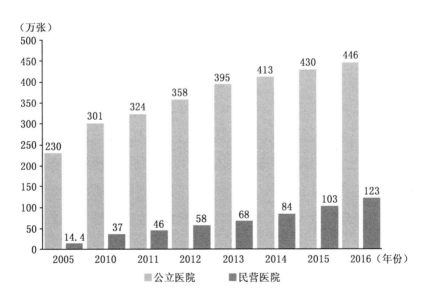

资料来源:国家卫生和计划生育委员会.2017 中国卫生和计划生育统计年鉴.北京:中国协和医科大学出版社,2017。

图 7－4　公立医院与民营医院床位数比较

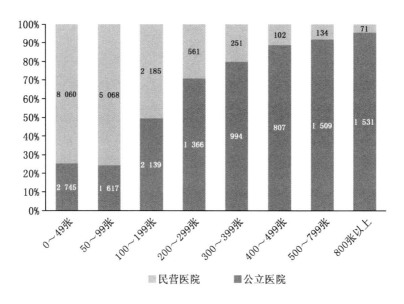

资料来源:国家卫生和计划生育委员会.2017 中国卫生和计划生育统计年鉴.北京:中国协和医科大学出版社,2017。

图 7－5 2016 年公立医院与民营医院床位分布

二、民营医院投资面临的问题

1. 财务规范问题

无论是公立医院还是民营医院,通常有好几本账,财务不清是妨碍医院投资判断的最重要因素。民营医院财务账目不清主要有两个原因:

一是来源于公立医院的财务管理体系。传统上的公立医院属于事业单位,财务报表体现的利润不可分配,损益表通常是用各种费用冲抵导致利润不清,加之财政拨款虽然在医院收入中占比不高,但仍然是公立医院的一块收入,医院财务报表一直有多本账目的惯例。二是我国民营医院脱胎于莆田系,从最早的性病诊所或科室承包发家,财务及运营上一向不规范,现金收入、项目不清、虚增项目等各种财务处理手段均是造成民营医院财务报表不清的主要原因。三是民营医院的税收政策、定价政策、医保政策方面,公立医院与民营医院待遇相差极大。税收政策方面,绝大多数民营医院属于营利性医院,仅免 3 年营业税。而医院属于重资产投资,尤其大型综合医院,回收周期在 8～10 年,3 年运营尚不能盈亏平衡就将面临高额税收导致的医院生存危机。而具体操作中的税率也未做明确规定，无疑提高了实际运营成本。在定价政策方面，虽然国家规定营利性医院享有自主定价权利，但对纳入医保和新农合范围的基本药物和服务项目，则必须依照物价部门统一的定价执行，这便与自主定价政策相互矛盾。相比于公立医院，民营医院只有执行更低的价格才更具有竞争力。医保政策方面，很多地方要求医院营业一段时间后才给批医保，而没医保患者根本不进医院，从而不得不承担很高的空转成本。从政策各个层面来看，这些都加剧了民营医院在财务报表上做文章的可能性。

2. 人才问题

这类的人才问题涉及两类人才，一是医生，二是管理人才。众所周知，我国的高端医疗人才稀缺，大医院医生的工作繁忙程度超乎常人，民营医院在高端人才引进方面的问题一直是妨碍其自身发展的瓶颈。长久以来，在我国的医疗体系中医师只能单点执业，虽然国家已在逐步放开多点执业，但医疗技术人员执照转注册的相关手续极为复杂和困难，从很多医院的内部规章制度来看，实质上我国大部分地区是不具备医生开展多点执业条件的。这里包含了医生晋升体制、社会名望、劳动人事制度等多重复杂因素，民营医院想要解决这个问题任重道远。与高端医生稀缺相比，民营医院专业管理人才的短缺则是妨碍投资的更为重要因素。民营医院本质是企业，一家企业的经营管理人才直接决定了其成长性，而我国的医院管理人才先天不足。据笔者观察，目前民营医院的经营管理层背景主要来自两类，一类是公立医院中的离退休人员，这类人员年纪偏大、原先在体制内的经营管理理念跟不上时代；另一类是原莆田系培养的团队，以往在经营管理上实行家族式、经验式管理，在制度建设上明显不足，过分依赖老板决策，权责不明，职权交叉等弊端下，可以满足现代民营医院经营管理理念的人才实在不多。由于现在资本对于医院并购的需求不断增加，并购后的管理成为眼下刚需，但纵观全国，也很难找到，可见医院管理人才的稀缺。

第八章

养老产业投资的时机及政策问题

第一节　养老产业潜在需求巨大，三大核心问题待解决

从需求端看，根据2016年社会服务发展统计公报显示，截至2016年底，全国60岁及以上老年人口23 086万人，占总人口的16.7%（见图8-1），其中65岁及以上人口15 003万人，占总人口的10.8%。根据相关测算，从2013年到2020年我国的老龄化水平将由15%提高到18%，老年人口年均增长700万人；而从2021年到2030年，由于三年自然灾害后第二次人口生育高峰期间的人口陆续进入老龄化，老年人口迅猛增长，年均增长高达1 260万人，老年人口总数达到3.71亿人，老龄化水平将达到25.3%；而到2053年，老年人口数增长到4.87亿人，老龄化水平将提升至34.9%；从2053年到2100年，老年人口增长期结束，中国将进入一个稳态的重度人口老龄化平台期（见表8-1）。

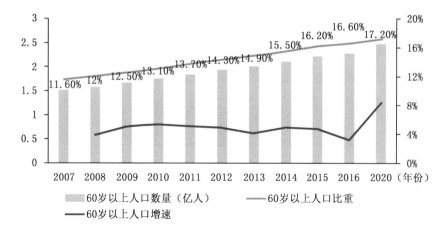

资料来源：2016年社会服务发展统计公报。

图8—1　60岁及以上老年人口数与占全国人口比重

表8—1　　　　　　　　　　　　　中国老龄化进程（％）

阶段	老龄人口及其占比	年均增长（万人）	老年人特点
2013～2020 年 轻度老龄化	2.02 亿～2.48 亿 （14.9％～17.2％）	700	50 后，消费能力有限，子女较多， 现阶段主要养老客户
2021～2030 年 中度老龄化	2.48 亿～3.71 亿 （17.2％～25.3％）	1 260	60 后，子女数量锐减， 改革开放的中坚力量
2031～2051 年 重度老龄化	3.71 亿～4.87 亿 （25.3％～30％）	522	70 后，拥有巨大的房产等金融资产
2051～2100 年 重度老龄化	4.87 亿～3.83 亿 （25.3％～30％）	—200	

资料来源：总报告起草组.国家应对人口老龄化战略研究总报告.老龄科学研究,2015(3)。

　　根据全国老龄工作委员会办公室发布《中国老龄产业发展报告（2014）》数据，2014 年老年人口消费潜力为 4 万亿元左右，占 GDP 比例为 8％，预计到 2050 年将增长到 106 万亿元左右，占 GDP 比重将增长到 33％左右（见图 8—2）。我国已进入老龄化社会的现实及老龄人口将在未来几十年中不断增长的趋势注定满足老人需求的服务提供将是目前以及未来较长期的一个投资主题。

　　从供给端看，截至 2016 年末，全国各类提供住宿的社会服务机构 3.2 万个，

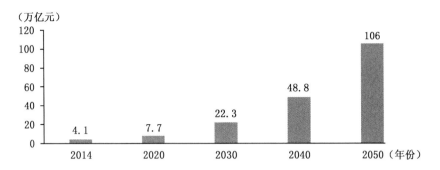

资料来源：吴王韶，党俊武.中国老龄产业发展报告(2014). 北京：社会科学文献出版社，2014。

图 8－2　中国养老产业市场的规模

其中养老服务机构 2.9 万个。养老床位 730.2 万张，每千名老人拥有养老床位数为 31.6 张。而根据中国"十三五"规划，"十三五"期间，每千名老年人口拥有的养老床位数将提升至 35～40 张，其中护理型床位比例不低于 30％，养老床位缺口较大。

供不应求，养老产业应发展良好，然而事实并非如此。根据《中国养老机构发展报告》显示，全国养老机构床位空置率达到 48％，除少部分公办养老机构"一床难求"外，绝大多数养老机构经营并不好。其中，民营养老机构约有 40％亏损，51％持平，仅有 9％实现盈利，且盈利中 78％机构的利润率在 5％以下。

究其原因，核心三大问题是：服务提供不足、支付能力不足与养老观念不成熟。

国内养老产业目前仍然存在很多问题，最突出的就是供给不足。这里既包括硬件也包括软件。机构养老床位供给不足及错配，尽管各地已经出台了"9073"或"9064"的养老产业发展策略，但机构床位仍然出现严重的错配和不足。"9073"或"9064"是指 90％的老年人居家养老、6％或 7％的老年人社区养老，以及 3％或4％的老年人机构养老。尽管目标仅有 3％或 4％，但床位缺口仍然巨大。

另一方面，全国养老机构的床位利用率并不乐观，养老资源出现一定程度的错配。从民政部数据看，农村和城市的养老机构的床位利用率从 2011 年后出现下降。农村养老机构的床位利用率从 2011 年的 79.5％下降至 2015 年的 65％，城市的床位利用率由 2011 年的 61.5％下降至 2015 年的 51.2％（见图 8－3）。其中，一方面原因是因为全国范围内新建养老机构增长迅速,造成床位利用率降低,为日后老人的机构养老需求提供了一定的缓冲空间;另一方面,我们在现实中看到的是不少养老机构人满为患,老人得不到应有的尊重和照护,因此养老资源的错配仍然较为严重。

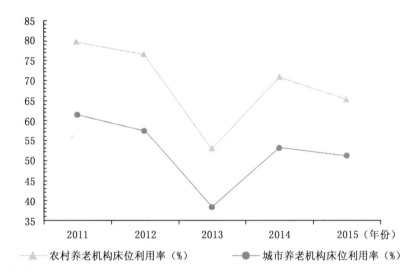

资料来源:Wind、华医资本。

图8-3　养老机构床位利用率

我们认为原因有以下几方面:(1)目前我国老年人口结构仍然比较"年轻",处于"低龄老龄化",多数老人现阶段仍然具备基本的生活自理能力,因此入住养老机构的意愿尚不强烈;(2)受中国传统文化的影响,老年人更习惯于在自己熟悉的家中养老;(3)近年来,在政府推动特别是补贴政策的刺激下,养老床位的增加速度高于老年人口入住养老院的速度,特别是一些机构新建立在远离城区的地方、生活设施和医疗设施不完善,降低了对老年人的吸引力;(4)床位利用率逐年降低可能是一个结构性问题,具体表现在由于补贴和费用低廉,公立养老机构仍然一床难求,而民营养老机构往往面临入住率不高的难题;(5)现阶段养老机构的软硬件设备达不到养老标准,部分设备需要老人自费使用,但是能够负担这部分费用的老人多半不愿意入住这样的养老机构。从国外如日本以及我国台湾地区的经验来看,只有入住率达到70%以上,养老服务机构才有可能稳定盈利,因此目前入住率较低也和养老服务机构多数不盈利的状况相对应。此外由于各地老龄化程度不同、老年人支付水平各异、养老设施数量的不同等原因也会造成各地养老机构床位利用率的差异。

尽管近年来全国各类养老机构发展迅速,床位数呈快速增长趋势,但目前养老机构供给量与市场需求量仍有差距。从数量上来看,根据民政部统计,2015 年我国社会服务床位共 676.3 万张,其中养老床位 669.8 万张。到 2016 年,全国各类养老床位达 730.2 万张。但是根据 2013 年国务院《关于加快发展养老服务业的若干意见》,到 2020 年每千名老人的养老床位数将增至 35~45 张,这一目标与国际标准的 50 张还有一定的差距。结合老龄人口测算:到 2020 年床位的缺口在 168 万~416 万张。若按照 5 000 元/床/月的费用来测算,到 2020 年机构养老的市场规模将达到 7 500 亿元人民币,对应的缺口在 4 000 亿元人民币左右。

养老产业面临巨大的人才培养缺口,中国的本科、硕士、博士的教育体系中并没有跟老年服务相关的专业,只有专科教育中设置有"老年服务与管理"这一专业。目前,全国有 60 多所专科院校拥有该专业,从 1999 年至今,每年人才输出量不过 2 000 多人,最终留在这个行业的毕业生只有 10% 左右。面临学校招生难,企业招人难的两难境地。家政住家阿姨 24 小时照护老人目前仍是主流观念和选择,但由于家政阿姨并不具备相关的专业照护知识,其并不能够完全承担起安全照顾老人的责任,仅能够照顾一般的饮食起居即生活照料。同时从事养老照料的家政人员典型画像是 45~55 岁、女性、文化程度低,未受过老年人照护的专业训练。考虑到该群体学习能力有限,也正在面临返乡照顾老小及自身养老的问题,因此未来的 5~10 年会面临一线城市的养老看护阿姨荒。

另外,在支付能力问题上,2016 年中国人均 GDP 只有 8 117 美元,远远低于美国、日本等经济发达的国家。我国养老产业的局面是"未富先老"——人老了,但财富并没有积累起来,老人的支付能力不足,是现阶段养老面临的大难题。

保险市场有待启动,老人收入和支付能力无法切实提高,监管层已经开始采取措施进行积极调整,推出长期照护险——主要针对需要长期照护服务的老年人。同时我们认为商业保险市场未来能否进一步启动,将是关系到养老产业支付能力的核心问题,而在这之中,财政的作用尤为重要。目前对提高老人支付能力有帮助的险种包括商业养老保险、商业健康险和长期护理险,它们分别涵盖老年风险中的收入风险、疾病风险和失能风险,目前看仍处于试点早期的阶段(见表8－2)。

表8－2　　　　　　　　　　　涉及老人的三大险种

保险名称	保险内容	涉及的老年风险	潜在利好	收益主体
商业养老保险	养老(养老金领取)	收入风险	个税递延政策 (部分地区已试点)	保险公司、 养老服务机构
商业健康险	人身、疾病	疾病风险	个税抵扣政策 (已出台,2016年开始实施)	保险公司、医疗机构
长期照护险	残障、疾病	失能失智风险	试点(2017年已开始在 上海等15个省市试点)	保险公司、医疗机构、 养老服务机构

资料来源:华医资本。

老人支付问题亟需解决。在没有商业保险产品提供支撑的前提下,老年人的支付意愿、支付能力都是限制养老产业规模化发展的障碍。

40后、50后老人养老观念不成熟。养老观念和意识较为淡薄也是阻碍养老产业链发展的重要原因,"花钱买服务"的养老理念还得不到老年人的广泛认同,导致养老产业只是"看起来很美"。

第二节　养老产业政策与投资时点

近年来,国家关于养老产业政策的出台越发密集,政策导向越发明确,力度也越大。从2000年左右的鼓励发展,到2015年开始鼓励民营资本进入,大量建设养老服务设施,再到2016年明确全面放开养老服务市场,推行公建民营的市场养老模式(见表8－3)。

2016年12月23日,国务院办公厅发布了《关于全面开放养老服务市场提升养老服务质量的若干意见》,指出了多方面对养老服务产业的利好,主要包括:降低准入门槛,营利性养老机构先照后证,非营利性养老机构可以在登记机关管辖范围内设立多个不具备法人资格的服务网点,后者将有利于非营利养老机构的连锁扩张以及社区建点。文件还提到要推进居家社区养老服务的全覆盖,鼓励建设小型社区养老院,满足老年人就近养老需求等。

进入 2017 年,国家已密集颁布五大政策文件。2017 年 11 月 15 日,国家卫计委等部门连续发布《国家卫生计生委办公厅关于养老机构内部设置医疗机构取消行政审批实行备案管理的通知》《国家卫生计生委办公厅关于印发"十三五"健康老龄化规划重点任务分工的通知》,指出了多方面对医养结合养老服务产业的利好,主要包括:简化医疗机构设置的行政审批流程,建立健全医疗卫生机构与养老机构间的无缝合作机制,鼓励多种形式的签约服务、协议服务等。避免老人在就医过程中的机构链接问题,尽可能让老人足不出户就能看病;同时推出的长期照护险试点工作就是要解决"双失"老人的医疗护理和生活护理问题,让老有所养、老有所医落到实处。

以上海的长期护理险政策为例,2017 年徐汇、普陀、金山三区率先开展试点,2018 年全市推广。试点阶段,同时符合以下条件的人员,可享受长期护理险待遇:(1)年满 60 周岁及以上,职工医保人员中已按照规定办理申领基本养老金手续的人员和居民医保人员。(2)经老年照护统一需求评估,失能程度达到评估等级二至六级的长期护理险参保人员。长期护理险有三类不同的护理服务模式:第一类是社区居家照护,指护理站、社区养老服务机构等为居家的参保人员,提供上门照护或社区日间集中照护及相关医疗护理服务;第二类是养老机构照护,指养老机构为住养的参保人员,提供基本生活照料及相关医疗护理服务;第三类是住院医疗护理,指为在承担老年护理功能的定点医疗机构中住院的参保人员,提供住院医疗护理服务。对于社区居家照护和养老机构照护,规定了 42 项具体服务项目,分为基本生活照料和常用临床护理两类,如头面部清洁梳理、沐浴、协助进食/水、排泄和失禁的护理、生活自理能力训练、鼻饲、造口护理等。社区居家照护每周上门服务时间为:评估等级为二级、三级的,服务时间不超过 3 小时/周;评估等级为四级的,服务时间不超过 5 小时/周;评估等级为五级、六级的,服务时间不

超过 7 小时/周。参保人员在评估有效期内发生的社区居家照护的服务费用,由
长期护理险基金支付 90%,个人自负 10%。评估等级为二至六级的参保人员,可
以享受养老机构照护。保基本类养老机构的准入条件,按照相关规定执行。市医
保中心按照规定,与定点护理服务机构通过服务协议,约定养老机构照护服务的
长期护理保险支付标准。对参保人员在评估有效期内发生的符合规定的养老机
构照护的服务费用,长期护理保险基金的支付水平为 85%。住院医疗护理的服
务内容,参照职工医保的诊疗项目、医疗服务设施和用药范围执行。住院医疗护
理的收费标准,按照上海市现行医疗机构医疗服务项目和价格汇编等的相关规定
执行。参保人员在住院医疗护理期间发生的符合规定的费用,其待遇按照其本人
所参加的上海市职工医保或居民医保的相关规定执行。

表 8—3 　　　　　　　　　国家层面推动养老行业发展的重要政策一览

出台时间	出台部门	法律法规	政策要点
2017 年 11 月 15 日	卫计委	《国家卫生计生委办公厅关于养老机构内部设置医疗机构取消行政审批实行备案管理的通知》	养老机构内部设置诊所、卫生所(室)、医务室、护理站,取消行政审批,实行备案管理
2017 年 11 月 15 日	国家卫计委等 13 部门	《国家卫生计生委办公厅关于印发"十三五"健康老龄化规划重点任务分工的通知》	大力发展医养结合服务。建立健全医疗卫生机构与养老机构合作机制,鼓励多种形式的签约服务、协议合作。支持有条件的养老机构按相关规定申请开办康复医院、护理院、中医医院、安宁疗护机构或医务室、护理站等,重点为失能、失智老人提供所需的医疗护理和生活照护服务
2017 年 8 月 21 日	财政部、民政部、人社部	《关于运用 PPP 模式支持养老服务业发展的实施意见》	要求地方政府运用授权经营、资本金注入、土地入股、运营补贴、投资补助等方式对养老项目进行支持,允许社会资本配套建设符合规定的医院、康养中心、疗养院及附属设施等经营性项目,提高项目综合盈利能力

出台时间	出台部门	法律法规	政策要点
2017 年 3 月 21 日	国家卫计委等 13 部门	《"十三五"健康老龄化规划》	"十三五"期间,要优化老年医疗卫生资源配置,加强宣传教育、预防保健、医疗救治、康复护理、医养结合和安宁疗护工作,建立覆盖城乡老年人的基本医疗卫生制度,构建与国民经济和社会发展相适应的老年健康服务体系
2017 年 3 月 6 日	国务院	《"十三五"国家老龄事业发展和养老体系建设规划》	开展长期护理保险试点的地区要统筹施策,做好长期护理保险与重度残疾人护理补贴、经济困难失能老年人护理补贴等福利性护理补贴项目的整合衔接,提高资源配置效率和效益
2016 年 10 月 12 日	25 部委	《关于推进老年宜居环境建设的指导意见》	老年宜居环境的建设应该是"标配",而不"高配"。加强老年宜居环境建设要充分考虑老年人身心特点,满足老年人的使用需求,增强老年人幸福感、获得感,提升老年人生活生命质量
2016 年 10 月 11 日	深改组	《关于全面放开养老服务市场提升养老服务质量的若干意见》	围绕老年群体多层次、多样化的服务需求,降低准入门槛,引导社会资本进入养老服务业,推动公办养老机构改革,提升居家社区和农村养老服务水平,推进养老服务业制度、标准、设施、人才队伍建设,繁荣养老市场,提升服务质量,让广大老年人享受优质养老服务
2016 年 7 月 8 日	人社部	《关于开展长期护理保险制度试点的指导意见》	在全国 15 个地区开展长期护理保险制度试点。保险制度主要覆盖试点职工基本医保参保人群,计划利用 1～2 年时间,探索建立为长期失能人员的基本生活照料和医疗护理提供保障的社会保险制度
2016 年 6 月 16 日	卫计委	《关于遴选国家级医养结合试点单位的通知》	确定北京市东城区等 50 个市(区)作为第一批国家级医养结合试点单位

出台时间	出台部门	法律法规	政策要点
2015 年 2 月 25 日	民政部等	《关于鼓励民间资本参与养老服务业发展的实施意见》	推进医养融合发展,鼓励社会力量举办规模化、连锁化的养老机构。对民办养老机构提供的育养服务免征营业税。养老机构在资产重组过程涉及的不动产、土地使用权转让,不征收增值税和营业税
2014 年 11 月 24 日	商务部、民政部	《关于鼓励外国投资者在华设立营利性养老机构从事养老服务的公告》	鼓励外国投资者在华独立或与中国公司、企业和其他经济组织合资、合作举办营利性养老机构
2014 年 9 月 12 日	民政部	《关于加快推进健康与养老服务工程建设的通知》	到 2015 年,每千名老年人拥有养老床位数达到 30 张。到 2020 年,每千名老年人拥有养老床位数达到 35～40 张
2014 年 2 月 13 日	住建部等	《关于加强养老服务设施规划建设工作的通知》	确定北京市西城区等 42 个地区为全国养老服务业综合改革试点地区
2013 年 9 月 6 日	国务院	《关于加快发展养老服务业的若干意见》	到 2020 年,全面建成以居家为基础、社区为依托、机构为支撑的,功能完善、规模适度、覆盖城乡的养老服务体系。养老服务产品更加丰富,市场机制不断完善,养老服务业持续健康发展
2012 年 7 月 24 日	民政部	《关于鼓励和引导民间资本进入养老服务领域的实施意见》	鼓励民间资本参与居家和社区养老服务;鼓励民间资本参与提供基本养老服务;鼓励民间资本参与养老产业发展;落实民间资本参与养老服务优惠政策;加大对民间资本进入养老服务领域资金支持,加强对民间资本进入养老服务领域指导规范
2011 年 12 月 16 日	国务院	《社会养老服务体系建设规划(2011～2015)》	到 2015 年,每千名老人拥有养老床位数达到 30 张。增加日间照料床位和机构养老床位 340 余万张,实现养老床位总数翻一番;改造 30% 现有床位,使之达到建设标准。扶持居家服务机构发展,为老年人居家养老提供便利服务

出台时间	出台部门	法律法规	政策要点
2011 年 9 月 17 日	国务院	《中国老龄事业发展"十二五"规划》	建立应对人口老龄化战略体系基本框架,制定实施老龄事业中长期发展规划。健全覆盖城乡居民的社会养老保障体系。健全老年人基本医疗保障体系。建立以居家为基础、社区为依托、机构为支撑的养老服务体系,居家养老和社区养老服务网络基本健全,全国每千名老年人拥有养老床位数达到 30 张
2010 年 9 月 20 日	国务院	《关于加快发展家庭服务业的意见》	培育家庭服务市场,发挥社区的重要作用。积极发展中小型家庭服务企业,支持一批家庭服务企业做大做强,加大对家庭服务业的财税扶持力度,实施促进家庭服务业发展的其他政策措施
2010 年 5 月 7 日	国务院	《关于鼓励和引导民间投资健康发展的若干意见》	鼓励民间资本参与发展社会福利事业。通过用地保障、信贷支持和政府采购等多种形式,鼓励民间资本投资建设专业化的服务设施,兴办养(托)老服务和残疾人康复、托养服务等各类社会福利机构
2006 年 2 月 9 日	国务院	《关于加快发展养老服务业的意见》	逐步建立和完善以居家养老为基础、社区服务为依托、机构养老为补充的服务体系,建立公开、平等规范的养老服务准入制度,积极支持以公建民营、民办公助、政府补贴购买服务等多种方式兴办养老服务业,鼓励社会资金民办公助、政府补贴、购买服务等多种方式兴办养老服务业,鼓励社会资金以独资、合资、合作、联营、参股等方式兴办养老服务业

资料来源:公开资料整理。

　　养老产业以往缺乏商业模式与国家政策密不可分,这里既有准入门槛问题又有支付问题。可以说之前养老服务产业还不具备投资时机,养老投资更多的是指养老地产及养老保险等方面,偏离养老服务的核心。随着近两年一系列政策的出台,特别是以长期护理险为代表的支付方式的突破,以及对于第三方护理中心、第三方康复中心等独立医疗机构的界定,养老服务行业投资的"希望之门"已经被打开,但这个产业依旧非常年轻,很多条件并不成熟,还需要更多的政策及细则出台加以执行及落地。

九路篇

确保我国医疗产业股权投资持续快速发
展的九大路径

第九章

医疗产业投资应该具备两颗心

第一节　医疗产业的二重属性

医疗产业既具有市场属性,又具有社会属性,两者不能割裂。本书附录一详细讨论了医疗产业二重属性不可分割理论。

医疗产业的发展与社会所处的阶段密切相关。在我国的计划经济时期"医疗服务是由政府组织和提供的",但那时并不是基于对医疗服务属于公共物品的认识,而是作为满足与低工资相匹配的基本生活需要的福利保障。改革开放以来到新医改这段时间(1979～2009 年),医疗卫生体制和医疗服务体制改革走上市场化道路,所以在很大程度上医疗服务已经被视为商品。从实践方面说,改革开放以来国家对医疗机构的投资比例总体降低。在医疗机构所有制类型多元化的今天,公立的医疗机构已基本上成为自负盈亏、自主经营的市场竞争主体。公立医院的财政补贴占比很小,有各种版本的比例描述,统计口径不尽相同,加之公立医院的财务报表一向"水分严重",参考意义并不大,据笔者与多名公立医院院长的私下沟通，大医院这一比例基本为 5% 左右。国家对药品和医疗器械的生产、流通的管理和控制也在不断地放松、放宽和放开。部分经济学家也极力主张医疗体制改革的总方向应该是市场化，他们认为对于大多数人来说，医疗应该是一种付费享受的服务，其价格由市场供求关系决定。如在二重属性不可分割原理这一理论的论述，这一阶段实际上就是以米尔顿·弗里德曼（Milton Friedman）为代表的经济自由主义，提倡将政府的角色最小化以让市场自由运作，以此维持政治和社会自由。坚持自由市场主义观点恰恰是忽略了医疗行业的社会属性。

2003 年"非典"事件导致了"公共卫生突发事件"和"公共卫生危机"等观念的流行，使一些人认识到了医疗服务应有较高的社会属性。由于医疗服务领域的特殊性决定了它在当今社会是一个不能完全市场化的领域。而医疗领域在市场化中呈现出的种种问题也促使国家有关部门在此后几年颁布了一系列实际上是以非市场化的手段规范和调控医疗服务领域的政策。而真正确立政府对于医疗社会属性界定的时间是新医改，新医改是 2009 年 3 月 17 日中共中央、国务院向社会公布的《关于深化医药卫生体制改革的意见》。《意见》提出了"有效减轻居民就医费用负担，切实缓解'看病难、看病贵'"的近期目标，以及"建立健全覆盖城乡居民的基本医疗卫生制度，为群众提供安全、有效、方便、价廉的医疗卫生服务"的长远目标。但是新医改最大的问题是走向另一个极端，就比如"三明模式"，我们可以用两个词四个字来概括"三明模式"——"降价、统筹"。这里的降价是带有强烈政府指令性的特征，而统筹更是典型的政府强制资源配置的行为，从而让三明市的医改具备明显计划经济的特征。而这种模式的结果是让三明地区药品种类大范围减少，患者从源头上就无法选择和其他地区一样的多样化药品；而原先的三类医保针对的对象人群是不一样的，强制性地把各类参保人群归于一种，忽视了各类对象需求多元化的本质。"三明模式"是典型的计划经济体制下的一种思路，而目前我们宏观环境是产能过剩，这与计划经济适用的前提——物质极度匮乏是相矛盾的，本质上是忽略了医疗产业具备市场属性这一行业特征的后果。

医疗产业的二重属性使得任何医疗相关事项不是某一单方面的问题，纵观世界各国，真正在物质富裕、贫富差别大的国度，医疗问题都困扰着政策部门。究其源头就在于二重属性不可分割。如果说一个国家都是富裕阶层,政府部门可以采取市场化的手段来实现供需平衡;如果一个国家的阶层大多非常贫穷,政府为了保持群体更大的利益可以实行计划配给、基本保障的医疗体系。但恰恰美国和现阶段的中国都属于物质丰富、贫富差别大的阶段,医疗问题就非常突出,在这样的前提下单从市场属性或社会属性均无法彻底解决问题。附录一将详细介绍这一部分内容。

第二节 医疗投资的敬畏之心和公益之心

医疗产业的投资心态可以概括为两颗"心",一颗是敬畏之心,另一颗是公益之心。大健康产业很大,8万亿元市场规模,而私募股权基金包括所有的 VC/PE 加起来也只有 7 万亿元,所以在大健康行业面前,私募股权基金从来都不是主角,在其他行业呼风唤雨的投资人在这个行业里都是微不足道的,我们要敬畏这个行业,这就是敬畏之"心"。医疗投资具有周期长、壁垒高的特点,我国的股权投资之前受经济持续高速增长的宏观经济红利的影响,给投资人(LP)带来的回报也是国外罕见的,但是这种超额、快速回报是无法持续的,如果对于医疗产业也以短期几十倍甚至几百倍回报的期望进行投资是十分荒谬和危险的;同时医疗产业投资有非常高的专业壁垒,不仅是医药学专业知识的学习,更重要的是对于行业特性的认知和思考,很多从其他行业跨界到医疗产业的投资人需要更多地理解这个行业,其他行业的投资经验并不适合这个行业,对于医疗产业的认知敬畏很大程度上是"敬畏之心"的大部分含义。

前文提到医疗产业具有典型的社会属性,无论是政府还是行业从业者首先要遵循这一属性,医者父母心、政府关心国民健康、让病有所医,行业从业者怀有产品或服务恩泽大众的思想,这都是社会属性使然。医疗健康行业关系民生,救死扶伤不仅仅是医生的工作,医疗产业投资人也需要有这种责任,对于一些未来可以惠泽大众的早期医疗项目特别需要我们的帮助和支持,投对了是收益,投错了是公益,无论对错都是为医疗健康事业尽了一份力,这就是公益之"心"。眼下医疗投资赶上历史最好的时机,"以资本之力助医疗变革"应是每个医疗产业投资人的使命。

第十章

医疗股权投资应加快"走出去"和"引进来"

第一节 海外医疗投资的意义

医疗产业上市公司目前都不缺钱,账上躺着几十亿元的比比皆是,但是国内医疗市场增长放缓,靠主营业务已经不足以支撑股价。越来越多的上市企业希望寻求海外并购,但是往往由于并购战略不清,未想清楚公司发展需要的并购标的类型和规模,往往是眼前哪些领域热去看哪些,而与企业的长期战略脱节。另一方面,由于缺乏足够的国际资源和专业经验,过分依赖那些高大上的外资投行,而外资投行对于中国医疗市场的发展往往缺乏深刻理解,给出的参考都是基于过往其海外的成功经验,真正成功的中国案例屈指可数。这就造成了看的人热热闹闹,实际成交的凤毛麟角。造成这个困境的原因是这些行为基于投行思维。投行思维的本质是短期财务回报,而医疗产业又是一个长回报周期的行业,加上我国医疗的海外并购刚刚起步经验不足,用投行思维必将举步维艰。

如果我们换成投资思维是否会有帮助?海外并购一是为了"走出去",二是为了"引进来"。"走出去"是为了企业实现国际化梦想，例如，迈瑞从 2000 年起一直奉行国际化战略，2008 年收购美国医疗器械商 Datascope 公司的生命信息监护业务，成为该领域的全球三强之一，在强手如林的北美医疗市场占据了宝贵的一席之地，其国际化进程取得实质性突破。2013 年迈瑞耗资 1.05 亿美元收购美国超声波诊断系统生产商 Zonare 医疗系统公司，进一步巩固和完善了全球业务布局。而"引进来"是为了引进国外的先进医疗技术和理念，但是医疗产品在国内实行准入审批制，无论国外多成熟的产品都需要按照 CFDA 的要求重新审批，这通常需要好几年的时间。可见无论是国际化战略还是国外先进技术的本土化，都需要很长时间的业务努力和承担风险的能力，这就意味着医疗海外并购需要用投资的思维去实现。

成立跨境并购基金是之前我们认为解决我国海外医疗并购成功率低和单个并购标的小的一个有效办法。并购基金对于企业的负债率影响较少，同时对于上市公司来说，可以有效地解决上市公司公告、停牌等对于股价波动的影响。

2015 年，中国医药产业并购达到高峰，案例数 291 起，金额 311 亿美元，同比增长 148%，增速超过其他行业，但其中海外并购交易金额占比 0.54%，案例数占比 2.74%。2016 年，中国医药产业并购金额 206 亿美元，比 2015 年略低，并购案例数 304 起，其中海外并购交易金额占比为 14.3%，案例数占比为 9.2%。海外并购在 2016 年呈现快速增长（参见表 10—1、表 10—2、表 10—3）。

表 10—1　2015 年医疗健康行业中资海外并购十大金主（披露交易金额的买家前十名）

排名	公司名称	交易金额（百万美元）	交易宗数	交易标的	国家
1	合生元国际控股有限公司	1 080	1	SWSSE WELLNESS	澳大利亚
2	绿叶集团	718	4	ASIAMEDIC VELADIAGNOSTICS HEALTHE CARE JC 健康株式会社	新加坡 新加坡 澳大利亚 韩国
3	XIO Group	510	1	LUMENIS	以色列
4	三诺生物传感股份有限公司	273	1	NIPRO DIAGNOSTICS	美国
5	江河创建集团股份有限公司	139	1	VISION EYE LIMITED	澳大利亚

续表

排名	公司名称	交易金额（百万美元）	交易宗数	交易标的	国家
6	中节能万润股份有限公司	134	1	MP BIOMEDICALS	美国
7	药明康德新药开发有限公司	65	1	NEXTCODE HEALTH	美国
8	华熙生物科技有限公司	65	1	V PLUS SA	卢森堡
9	华邦	39	2	SWISS BIOLOGICAL MEDICINE	瑞士
				RHEINTAL-KLINIK GMBH	德国
10	北京博晖创新光电技术有限公司	28	1	ADVION	美国

资料来源：公开资料整理。

表 10-2　2016 年医疗健康行业中资海外并购十大金主（披露交易金额的买家前十名）

排名	公司名称	交易金额（万元）	交易标的	国家
1	复星医药	870 118	GLAND	印度
2	绿叶制药	380 052	ACINO AG ACINO SUPPLY AG	瑞士
3	济民制药	178 808	LIEAR	西班牙
4	三诺生物	100 068	POLYMER TECHNOLOGY STSTEM	美国
5	九安医疗	69 881	EDEVICE	法国
6	忆帆医药	44 833	DHY & CO	美国
7	冠城大通	30 622	HL LE MIRADOR INTERNATIONAL SA	瑞士
8	紫鑫药业	28 972	NABSYS 2.0	美国
9	现代牙科	7 596	RTFP DENTAL	美国
10	人福医药	3 638	EPIC PHARMA EPIC RE HOLDCO	美国

资料来源：公开资料整理。

表 10-3　2017 年医疗健康行业中资海外并购十大金主（披露交易金额的买家前十名）

排名	公司名称	交易金额（万元）	交易标的	国家
1	科瑞集团	95	BIOTEST	德国
2	复星医药	71	GLAND PHARMA	印度
3	三胞集团	56.7	DENDREON	美国
4	威高股份	56	ARGON	美国

排名	公司名称	交易金额(万元)	交易标的	国家
5	德福资本等	40	SCICLONE PHARMACEUTICALS	美国
6	人福医药等	40	RITEDOSE	美国
7	上海医药	37	CARDINAL HEALTHCARE CHINA	美国
8	云峰财团	20	ESAOTE	意大利
9	宏大矿业	20	MIVIP HEALTHCARE	美国
10	三生制药	19	THERAPURE	加拿大

资料来源:公开资料整理。

第二节　海外医疗技术嫁接中国市场

如上,海外并购和投资一是为了"走出去",二是为了"引进来"。"走出去"是为了企业实现国际化梦想,而"引进来"是为了引进国外的先进医疗技术和理念。无论是国际化战略还是国外先进技术的本土化,都需要很长时间的业务努力和承担风险的能力。

"走出去"成为中国公司的必经之路。然而,中国企业的国际化之路难以回避整合之痛。实际上,中国的海外并购能取得如今的规模,也并非一帆风顺。比如,中海油斥资 185 亿美元对美国优尼科石油公司展开收购,最后功亏一篑;华为与英国马尼可公司的并购合作,最终也因为爱立信的介入而失败。这些失败经验都促使中国企业在海外并购操作中更加成熟谨慎。虽然如今中国企业的海外并购规模并不算小,但相对于欧美发达国家来说,还有很大差距。尤其是在并购历史积淀和经验积累上,中国企业尚显稚嫩。据相关机构调查数据显示,除了屈指可数的一些大型企业以外,70%展开海外并购的中国企业此前从未经历海外并购。而其中 90% 的企业在海外并购前在目标公司所在国没有投资经验。在中国企业海外并购案例较多的矿业领域,并购操作失败率甚至达到 80%,众多企业依然处于"摸着石头过河"阶段。

即便并购成功,如何做到良好整合创造价值亦是难事。国内外研究机构的大量数据表明,仅 30% 的大规模企业并购创造了真正的产业价值。

基于上述原因,我们提出了"引进来"战略。我们选取国外较为成熟的项目,以国内合资公司的形式,做技术引进。这样对于中国企业,可以在引进国际先进技术的同时,有效降低失败率。而对于海外企业,则可以通过这一渠道连接中国企业,开拓中国市场。

由于医疗产业的特殊性,大多数国外产品无法在国内直接销售。药物需要在中国完成临床试验(耗时 5～10 年),而医疗器械则需要在中国完成注册(耗时 6 个月～3 年)。在此期间,产品无法上市销售,必须经历亏损期。对于"引进来"战略,国内企业,特别是上市公司由于业绩压力较大,并不适合直接控股。因此,我们设计成立合资公司的模式,通过企业和私募机构共同投资,私募后期退出企业控股的模式,帮助企业实现平稳过渡。

合作举例:在合作方案前提下,通过各方努力,达成意向在中国建立合资公司,估值 1 亿元。海外企业授权中国区专利,占股 25%;上市公司出资 3 000 万元,占股 30%,并承诺在合资公司实现特定销售额或利润值后并购该项目;华医资本通过专项基金投资 4 000 万元,占股 40%,运营组织负责项目的落地、筹建团队等一切工作,占股 5%。由于技术成熟,医疗报批顺利完成后,利用上市公司成熟的销售渠道产品很快打开市场,合资企业实现了一定规模的销售业绩,利润达到承诺后,上市公司以×亿元估值的价格并购并控股了该合资企业(参见图 10－1)。

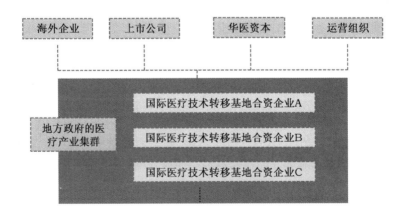

资料来源:华医资本。

图 10－1　华医国际医疗技术转移基地(MTTB)模式

第十一章

医疗基金公司应加快专业化队伍组建

　　股权投资在国内时间并不长但发展迅猛,眼下随着股权投资时代的到来,进入一级市场私募行业的人士也是五花八门,有从投行转型的,有企业被并购后实现一定财富积累的创业者,还有富二代、官二代以家族继承人名义出来的,更有应届毕业生或职场新人奔着对于这个职业的憧憬而来的。在全民 PE 时代,有点钱、有点资源的人都想做或在做这个行当。而中国证监会《私募投资基金监督管理暂行办法》对 VC/PE 管理团队未做强制性要求。国家发改委 2864 号文件要求,股权投资企业及其受托管理机构所有高管人员在最近 5 年内没有违法记录、没有尚在处理的重大经济纠纷诉讼案件,至少 3 名高管人员具备 2 年以上股权投资或相关业务经验。管理团队应该匹配投行、法律、财务以及拟投资领域内的行业专家,形成以行业判断为主,以法律、财务为双翼,护航前行的专业化管理团队,且此类人员更侧重于实践经验的丰富与积累。唯有如此方能更好地把握投资方向、筛选出优秀的投资标的、设计优良的投资方案,并把控住重大的投资风险,保证投资安全、提高投资收益。私募行业由于官方从业背景要求不高、工作性质难以标准描述,造成其人才构成五花八门,严重参差不齐,机构与机构、人员与人员之间可谓是天壤之别。

第一节　医疗股权投资团队专业化要求高

国外医疗股权投资一直是一个独立的领域。在美国,每年的新药研发或者医疗器械的技术都在更新换代,非专业背景无法迅速和企业创始人沟通,没有实体行业工作经验则无法对企业的未来市场发展方向做出明确判断。也就是说医疗中早期投资人不仅要懂技术,还要理解整个产品的生命周期,以应对市场的变化,做出投资的预判。

因此美国的医疗投资团队,通常是拥有生物医疗等相关学科博士学位、在大型医疗机构有多年工作经验,拥有研发或销售、市场部、战略投资部的工作经验,通常还有名校 MBA 学历加持。据笔者对国外多家医疗私募机构合伙人背景构成的观察,其有两个特征:一是产业出身,在医疗产业中实战经验丰富,了解该行业发展的规律;二是年龄偏大,多是产业从业多年甚至是退休后转业做投资的。

我国的投资行业近十年才刚开始起步,处于飞速发展阶段,而专业的医疗投资机构更处于小荷才露尖尖角的阶段。国内大部分专注医疗投资的机构,通常是由过去曾在综合投资机构里负责过医疗项目的人员,跳槽出来成立了医疗投资机构。他们的特点通常是:具有金融相关学历背景、没有医疗产业从业经验、曾经主导或者参与过若干起医疗投资项目。这样的特点导致国内的所谓投资机构对于项目的选择越来越偏后期、技术成熟、市场成熟的项目,只需要用既有的投行思维对企业的财务、法律、持续盈利能力等做出判断,就可以完成投资。对于早期项目却越来越不敢投资,从而偏离了"创业投资基金"的定义。

因此要在国内做好医疗股权投资,应该效仿美国等发达国家,团队的组成应该首选生物医疗相关学科高学历,在医疗产业有较长的工作经验,丰富的企业运营经验,对于行业和规则有深刻理解同时又懂得金融知识的人员。

此类人员更侧重于实践经验的丰富与积累,能够在对企业尽职调查时,通过参观工厂、与管理技术人员交流、阅读财务报表后可以对企业的运营状况做出大致的判断。根据企业的能力与风格、生产流程、库存管理、生产安全、环境保护、厂房设备利用效率、质量控制、营销组织、技术保护、盈利能力、流动资金等做出独立的投资预判。

按照笔者所在机构对于人才的界定，我们认为医疗专业人才所需知识构成来自四个方面：医学知识、产业知识、金融知识和投资知识。医学知识是指对于医学、药学、生物学相关专业知识的学习；产业知识是指产业从业或者对于产业发展的专研，理解产业发展规律是理解项目商业模式的前提；金融知识是指金融相关领域的产业或学习，私募行业本质上是金融行业，无论是哪个产业领域的专业投资人员，其身份首先是金融从业者；投资知识是结合自己机构的基金特点总结出适合自身的投资逻辑的学习能力，投资知识既需要书面学习，更需要实践。

第二节　医疗专业投资人才的培养

如第一节所述，医疗专业投资人才要求非常高，我们认为以上四方面学习时间加总1万小时可以成为专业医疗投资人，四个方面学习都超过1万小时才能成为医疗投资专家。1万小时按照每天8小时的工作学习，需要整整5年。每天加班加点工作学习13.3个小时也需要3年。医疗投资专家按此计算则需要最短20年学习从业经历。我国医疗投资行当形成时间短，市场上很少有现存合格的专业投资人才，人才稀缺是任何医疗私募机构的通病，专业人才的培养是考验一家机构发展能力的重要因素。

笔者所在的机构根据目前人才短缺的情形，建立了一套管培生体系，经过近三年时间的发展不仅目前不需要对外招聘，同时也为合作基金或机构输出了数名人才，在这里供大家交流学习。

华医的管培生体系借鉴了具有职业经理人黄埔军校美誉的GE管培生制度，为职场新人或应届硕士博士毕业生建立适合于医疗投资所需知识的系统学习体系，在成为正式投资经理之前，需要经过两个周期的学习。第一个周期是学习写作研究报告，研究报告是锻炼投资逻辑的第一步；第二个周期是跟着资深投资经理看项目,协助投资经理进行尽职调查、访谈、整理过会报告,但不独立负责投资。所有的投资经理都必须经过这两个周期,由公司管理层集体考核通过后才能成为投资经理去独立负责项目。体系内容较多,以下以第一个周期——学习写作投资研究报告为例:

新手教程:医疗 VC 行业研究报告怎么写?

前言:做好行业研究报告,这是成为一名合格投资人的基本功。华医资本这几年从管培生开始培养写报告,着实积累了不少一手经验。巅峰时期 2 个月出 1 个专题 10 个报告。医疗投资相对门槛比较高,需要对行业有深刻的理解和产业经验。而很多 MBA 的同学或者干脆没工作过的硕博士在校生,想踏入医疗投资领域,该如何弥补产业经验的差距?最好的办法,就是做好行业研究基本功。

本文回答大家几个问题:为什么医疗 VC 要做好研究报告,以及报告怎么写。

1. 为什么早期医疗投资要写行业研究报告?

"早期投资的研究报告、咨询报告和券商报告的区别是什么?是不是有了咨询报告和券商报告,我们自己就不用写了?"

先说说咨询公司的报告,除了企业战略管理类等针对特定对象的报告,行业趋势类的报告和本文所提的报告可以说是比较相似,但最大的差别在于投资思维具备与否。

有时咨询机构会放出免费的报告(见图 11—1)。尽管他们的行业研究范围总是覆盖面较大,不够细分,但像一些市场规模类的数据还是可以拿来引用,注意写清楚数据来源。

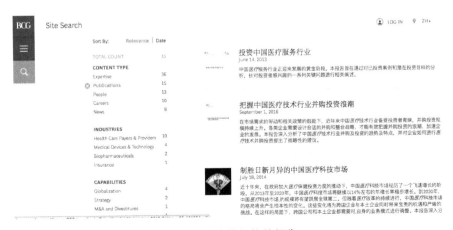

图 11—1　咨询机构的报告

券商的研究报告就足够细分了,但券商的报告主要以研究上市公司为主,和我们早期风险投资的定位不太匹配。有时候同领域的研究逻辑可以借鉴,但投资建议不要参考(毕竟券商的报告有推荐性质,不够客观)。

那么早期医疗投资为什么要写行业研究报告?——快速分析和挖掘项目。

首先医疗行业非常大,我放一张图(见图11-2),大家可能也看不清字了,这个是我们拟定的医疗六大板块及子行业地图。我们分了六大板块:器械、药品、服务、养老康复、美容、保健。还有36个子行业以及180个细分领域。

这么大一个行业,拿到一个超级细分领域的商业计划书(BP)怎么好直接判断呢。这时候有相关产业经验的投资人其优势就体现出来,而作为新手投资人就会陷入谜团,但也不是每个有产业经验的人能看懂全部领域。

所以,即使有了类似的咨询报告和券商报告,医疗VC依然要自己写报告。但我们的报告不用公开发表,所以在材料收集上,可以"拿来主义",但是逻辑上,必须"独立思考"!才能最终给出相对专业的判断和建议,甚至发掘出更多你看好领域的企业。

2. 医疗行业研究报告的基本结构(华医资本风格的)

第一章 产品/行业概述(概述、组成、发展史、分类、治疗指南、政策法规、主要壁垒等,这章比较简单,是客观为主的,很多信息可以百度搜到)

第二章 行业分析(主要是市场规模、竞争分析、行业特点等,属于较难写的章节)

第三章 主要公司分析(目前该领域的所有企业,上市公司的主要情况、市值、融资历史等,相关产品列表、示意图、参数等。未上市企业基本信息)

第四章 投资建议

结构相对简单,第二章比较难写,主要涉及数据来源、数据处理、竞争分析、总结特点等,接下来主要对第二章的难点进行讲解。

3. 数据来源——可以拿来主义

数据来源仿佛是很多人写报告遇到的第一个阻力。靠谱的数据来源很关键,有行业协会报告(如中国医学装备协会等)、卫生统计年鉴,还有上述提到的咨询公司免费报告,券商深度研究报告,以及百度可以搜到的零零散散的数据。

我认为特别值得好好利用的报告是该领域上市或三板企业的招股书(新三板企业叫"公开转让说明书")和年报。这些都是公开可以下载到的(如雪球网等)。

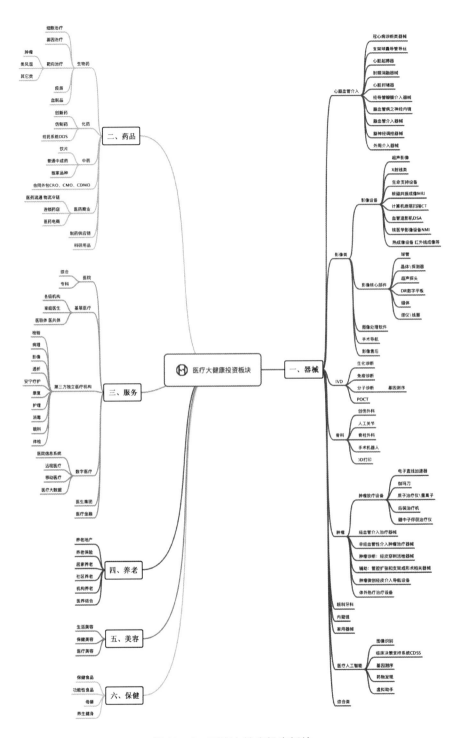

图 11—2　医疗大健康投资板块

如果你研究的行业恰好有一两家上市公司或者新三板公司,那就很幸运了,我们把所有公开公司的信息一一做对比。具体的对比参数可以个性设置,比如创始人背景、公司成立时间、融资历史、主要业务模式、市值、近三年增速、前五大客户、前五大供应商等,尽职调查清单里的东西统统可以拿来对比。

例如,表11—1列出了某上市医药公司与同行业其他上市公司2014～2016年的营业收入及其复合增长率的对比。

表 11—1　　医药类上市公司 2014～2016 年营业收入及复合增长率

证券名称	2014 年	2015 年	2016 年	复合增长率
企业 A	4 350	6 033	7 528	32％
企业 B	7 777	7 581	10 702	17％
企业 C	71 621	83 061	110 319	24％
企业 D	98 728	102 121	132 663	16％
企业 E	107 773	126 933	163 835	23％
企业 F	128 621	144 451	165 318	13％
企业 G	258 499	350 036	409 285	26％
企业 H	423 276	433 794	477 219	6％

分析:从增长性看,公司2014～2016年32％的复合增长率依然处于行业第一,这一部分是由于公司收入规模较低造成,另一方面也隐含了公司的核心竞争力和可能被低估的软实力以及企业价值。

4. 数据处理——务必独立思考,否则会被 AI 取代

上述例子就是数据处理后发现规律,得出一个推论。请新手一定要记住,列出丰富的对比数据并没什么厉害的,厉害的是通过这些数据得出一个符合逻辑的主观结论。新手最容易犯的错误就是列出很多数据,摘抄了很多事实描述性文字,分成几段放在那,却没有结论。这个行为是非常忌讳的。

通过相同的客观数据和现象,推导出更深层次的主观结论,是投资思维进步的象征。

举个贴近科研生活的例子。以前做微生物实验,做完实验后一堆数据放在 Excel 表里,颠来倒去地做比较,这个产物多了少了,因为哪个基因缺失了。最后要得出结论,哪些基因影响了哪些产物。而导师可以直接根据这几组数据,画出这个新发现产物的合成途径机制。这就是倔强的塑料和最强王者的思维差距。

但凡堆砌文字和数据的报告,都要问一句:"你要表达什么呢?我看不懂你的逻辑。"所以写报告一定要思考,不思考会被 AI 取代。

下面举个市场规模数据推导的例子。

市场规模这个数据是必需的,直接决定你研究的细分领域的天花板高低。

但如果研究的市场特别细分或者是新兴市场的,有时候找不到对应的市场规模数据,就要自己来计算。但要注意,不能用发病率直接推测市场规模(新手很容易犯的错误),但可以作为潜在市场空间的数据支持。发病率不代表某产品直接使用率。

【五年市场规模测算举例】

(1)根据我国的流行病学资料,中国房颤的患病率约为 0.61%。目前中国房颤病人有 800 万。

(2)根据中国房颤专家共识,房颤的患病随着年龄的增加而增加,小于 60 岁的人群患病率较低,而 80 岁以上的人群可高达 8%。考虑到中国老龄化加速的情况,这里数据只统计老年人新增情况。根据 2016 年底的人口统计,65 岁及以上人口每年增长 4.2%。则保守粗测未来五年平均每年新增房颤患者 33.6 万人。五年累计 168 万人。

(3)所有房颤病人中,$CHADS_2 \geq 2$ 的患者(建议行左心耳封堵术的)约 50%。

(4)渗透率预计 0.5%~2%。

根据以上数据,对 2022 年市场规模进行预测,如表 11—2 所示。

表 11—2 五年市场规模测算

	2017 年现有市场规模	2022 年市场规模	
		保守预测	乐观预测
现有患者(万人)	800	800	800
五年新增房颤病人数(万人)		168	180
$CHADS_2 \geq 2$(万人)	400	484	490
渗透率	0.125%	0.5%	2%
植入人数(万人)	0.5	2.42	9.8

	2017 年 现有市场规模	2022 年市场规模	
		保守预测	乐观预测
LAAO 平均出场价(万元)	3	2	3
市场规模(亿元)	1.5	4.84	29.4

根据以上数据推断我们认为 2022 年中国的市场规模在 4.84 亿～29.4 亿元。

这个市场规模测算用到不少假设,比如新增患者数的测算,渗透率的取值。还需要用到报告第一章整理的专家共识和治疗建议数据。某券商曾给左心耳封堵产品做过市场规模预测,相比我们的数据还是有所不同的,希望大家能在测算新产品的市场规模时,保持独立思考。

总结:风险投资内部使用的研究报告,由于不用公开出版,那么我们的建议是靠谱的数据就直接拿来用吧。但遇上对方报告也是推论的,务必自己亲自推导,参数选择应该有保守和乐观两个层次。

5. 竞争分析

竞争分析包括:供给分析,周期性分析,波特五力模型,竞争结构分析、进入壁垒与退出障碍、SWOT 分析等。

倔强的青铜们啊(倔强青铜是游戏王者荣耀的最低段位),不要害怕,这些方法都不一定用得上。

因为医疗行业相对特点明确,也没有那么复杂和多变,通过写第一章时的各路材料收集,你已经知道得应该七七八八了。这里特别再提醒一次,多用国内公开企业的资料,如招股说明书等。

根据竞争的程度和产品线重合度,把各家企业的一些参数拿出来进行对比,不仅是财务数据的销售额、净利润、复合年均增长率、应收及占比、前五客户、前五供应商,还有发展史、融资历史和历次估值、并购历史、创始人履历、产品线、研发计划等。

读一篇招股书可以熟悉一个企业,几家招股书进行对比可以熟悉一个行业。

6. 行业特点分析的方法

这一部分分析,就是补足新手们缺失的产业经验。

例如我们以医疗器械作为举例,尝试分析回答以下几个问题:

(1)这个领域还是进口为主吗? 如果进口为主,且技术壁垒高,那么投资标的就应该偏向

进口替代、技术能量大的公司。或者拥有差异化竞争路线的企业(本地服务、客户定位差异,例如民营医院还是大型三甲等)

(2)国产寡头垄断? 要看市场有没有完全被开发,未被完全开发的,那是可以加入竞争的。如果市场开发充分了,那么新进入者难度较大,毕竟医疗器械要获得CFDA认证需要几年时间。

(3)市场教育程度。医生是否认可? 进口品牌是否已经完成市场教育? 一家初创企业给一个全球仅见的新产品去做市场教育的成功可行性是极低的。

(4)行业财务特征:账期在一年内的;账期很长甚至分期付款的;现款现货的。

(5)相关政策和政府鼓励程度。政策变动带来的利弊、是否政府补贴类、是否政策限购类等。

(6)产业链分析。供应商和客户所在行业是否有重大变革,带来的利弊。

7. 专家访谈

说到底,能写出好的行业分析报告的,一定缺不了在这个行业做了很多年的专家最直观的看法。弥补新手产业经验的缺失,就尽可能地去做专家访谈,多方面多层次的,客户(如医院、医生)、供应商、研发人员、销售人员、市场人员。当然现实情况不可能允许做得这么充分,尽力即可。

访谈完,记得如实记录到你的报告里,并注明专家的单位和职位。

如果你访谈不到,比如大专家医生真的很难约,退而求其次,可以试试看好大夫在线之类的互联网医院,里面有很多愿意免费解答的医生,你可以伪装成一名病人。

再比如想问采购情况,有一次我们问一个低端耗材,就伪装成采购商,去阿里巴巴网站找供应商直接问。

专家访谈在华医的研究报告中地位尤其突出,我们要求一篇投资研究报告篇幅不少于20%是"走四方"。意思是要走访四类专家:生产方、销售方、使用方、支付方。生产方代表项目的竞争力本身;销售方决定项目成长快慢,所谓"渠道为王";使用方代表了成长的空间大小,存量增量市场判断大多基于此;支付方代表了商业模式以及投资时点。

8. 得出投资建议

投资建议就是上述所有分析的结果。如果你没得出任何结论,那说明前面几章都没认真写,都是在做文字和数据的拼凑,那么请你返工重写。

9. 提升报告观赏度的小技巧

(1)小标题上直接写出本段结论。

随便举个例子:

2.1. 全球心脏起搏器市场与竞争分析

2.2. 中国心脏起搏器市场分析

    2.2.1. 我国心脏起搏器植入率低,具有较大存量市场

    2.2.2. 我国心脏起搏器植入量呈上升趋势

    2.2.3. 国内起搏器市场前景广阔

2.3. 中国心脏起搏器市场竞争格局

    2.3.1. 中国的心脏起搏器市场为外企垄断,国产替代开启

(2)重要结论性文字,加粗加大字体。

速看的时候就可以只看每小节、章节的结论了。

本教程就到此结束啦,写好行业分析报告是一个投资人的基本功,而投资是一门艺术,需要沟通能力、谈判能力、投后管理和退出,早期投资更要会看人,所以写好报告仅仅是一个开始。

请各位新手一步一个脚印,不要基本功都没做好就想着接触项目尽调企业,那样对企业也是一种不尊重。

以上是管培生入门级别投资研究报告的教程,任何一个医疗投资人才的培养都不是容易的,笔者每周三都会花一个上午的时间亲自辅导这一阶段的管培生。同时管培生还有各自导师日常传帮带,人才培养体系不是一蹴而就,费心费力,但也是目前形式下医疗私募机构为数不多的选择。

第三节 专业的力量——案例分析

某公司是一家从事微型超声影像设备和高端智能硬件产品研发和生产的高科技公司。公司不仅生产国际上尖端的微型超声影像设备,还致力于通过超声影像的人工智能识别实现医疗超声应用的智能化,是目前国内少数拥有自主核心技

术和研发能力的微型智能超声影像设备生产商。主要产品包括智能移动超声影像设备(终端型和平板型)、超声影像模块(可适配医疗一体机、各类 Android/Windows 系统的医疗设备)和超声诊断智能应用软件。公司生产的移动超声影像设备不仅填补了我国基层医疗机构缺乏超声影像设备的空白,还可以作为便携超声视诊器广泛地应用于临床医疗,取代传统听诊器,改善临床诊断方式,提高临床诊断效率。公司未来还将继续在医疗大数据、远程医疗、精准医疗等领域深耕细作,为医院和广大医生提供更具辅助价值的便携式超声产品和服务,帮助广大患者获得更便捷的就诊体验和医疗服务。

便携式超声诊断仪的最大特点是适于医生随身携带,随时开机使用,非常方便。在医院里,便携式超声诊断仪不需要专门设立科室,可以直接在空间比较狭小的门诊室、病房、手术室中使用。在医院外,便携式超声诊断仪可以在各种现场使用,如车祸、自然灾害和其他事故的抢救现场,便携式超声诊断仪也可以用于战场救护,还可以作为野外探险、登山队、救护车的装备,甚至用于航天飞船和空间站的保健和科研。最早这类设备用于产床边分娩过程的监视,现在已用于包括心脏、腹部、血管、儿科等常规超声使用的各个领域。由于使用方便,而且价格低廉,得到市场的广泛认可。超声诊断设备的小型化具有重要的意义,正如笔记本电脑和手机的出现改变了我们日常处理和传递信息的基本方式,超声诊断设备的小型化将给我们的医疗模式带来深刻的变化。它能在各种现场提供及时可靠的诊断信息,大量的多发疾病可以在现场迅速完成超声诊断,大大提高了诊断效率。只有少量疑难病例需要到超声科室用更高档的设备做进一步的检查,因此能够降低医疗成本,抑制过度检查的浪费。这不但给许多相对贫困的发展中国家带来福音,而且对正受到高额医疗费用困扰的发达国家的医疗保健体系非常重要。

目前国内尚无同类产品及公司,市场上主要竞争对手是 GE Vscan。和 GE Vscan 相比,该公司有以下优势。技术优势:图像更清晰,价格低廉;用较少的通道数,实现了多通道数的图像质量;互联互通,设备可联网。政策保护优势:国家政策限制进口医疗设备在医院采购的比例。长期以来,我国公立医院大型医用设备市场一直被"GPS"(GE、飞利浦、西门子)三分天下。医疗影像在高端医用装备中技术壁垒最高,国产化最低,普及率低,政策支持力度比较大,面临国产化的良机。2014年6月5日,卫计委紧急发文,要求严格控制公立医院大型医用设备配置,引导逐步提高国产医用设备配置水平。国家政策大力倡导公立医院提高国产医疗设备比例,部分区域部分招标项目强制采用国产医疗设备。目前是国产替代进口的最优阶段。营销优势:客观讲GE有着目前不可比拟的营销优势,但是,GE Vscan产品主要是GE在技术上的展示意义远大于实际销售的意义,因为GE的超声产品销售重点主要放在大型高端设备上,主要客户为三甲医院。该公司产品的销售目标为基层医疗机构,同时可以结合移动互联网平台,将产品进一步推广到非医疗机构中去,并且今后逐步进入个人和家庭应用。

国际上同类企业Butterfly Network(美国)2014年11月获得Aeris Capital的1亿美元投资;Signostics(美国)2015年11月获得KKR集团3 500万美元的融资。这两家公司的估值都在5亿~10亿美元。目前该公司产品在技术上并不落后这两家公司,某些领域更领先,目前上一轮估值仅0.16亿美元,存在巨大的估值想象空间。这样一家技术和产品过硬的公司,在国内却面临融资困难,公司运营困难,接近倒闭,关键问题是:(1)工业样机,非专业人士无法鉴定优劣;(2)对于微型超声影像设备的前景,非业内人员没有较好的把握。

该公司在2016年上半年以投后1.2亿元的估值进入,几个月后获得CFDA医疗器械注册证,正式上市销售,被Intel全球超声Tablet项目列为战略合作伙伴,也被列入科技部"十三五"重大专项。2016年底估值3亿元,短短半年溢价2.5倍。从这个案例不难看出,在医疗领域,专业化团队可以带给基金超额收益。

第十二章

秉承长期价值投资的理念

前面提到,医疗产业投资周期长,退出途径受限制。传统的医疗股权投资基金普遍会选择 IPO 和并购作为两种最主要的退出方式。如果只看 IPO 退出,必然得看后期项目。以 IPO 作为退出方式为例,投资人即使是在 Pre-IPO 阶段进入项目,等到成功 IPO 也至少需要两年左右的时间,加之股份往往会被锁定几年,如此算下来最快也要四五年时间才能成功退出,周期并不算短。加之目前医疗类 Pre-IPO 的项目普遍价格虚高,实际上投资多半在这之前,依靠 IPO 退出的时间基本都在六年以上。很多医疗基金号称已经在会上有很多项目,实质并没有实现退出,目前国内还没有完全退出的医疗 VC 基金。在人民币投资市场,投资人不太愿意接老股,特别是针对需要大量资金持续投入的尚未盈利的医疗企业。因此,进行医疗股权投资的私募,必须转换观念,秉承长期价值投资理念。

第一节　医疗企业投资的特殊性:周期长、收益高

劳务价值理论鼓励研发和创新(附录二)。这点在医疗产业里尤为明显:例如

创新药往往意味着较高的市场占有率和巨大收益。而化学仿制药因为壁垒较低，面临的竞争十分激烈，在我国价格只有原研药的10%，甚至更低。FDA曾做过一个统计，针对的是1999～2004年美国仿制药价格与仿制药生产厂家的数量关系。统计的结果如下：若仿制药的生产厂家数量只有2家时，此时仿制药价格是其原研药价格的52%；当生产厂家增长到10家时，仿制药价格降至26%；当生产厂家的数目为约20家时，仿制药的价格仅仅是原研药价格的6%，具体关系曲线见图12—1。

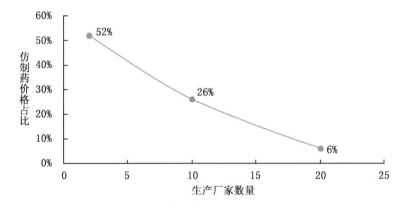

资料来源：公开资料整理。

图12—1 仿制药价格与仿制药生产厂家的数量关系

新药研发成本极为昂贵，但全球知名药企仍然孜孜不倦地投入巨资进行研发，是因为一种成功的新药会带来巨大的收益。根据专利保护原则，一家企业只有申请了专利保护才能着手开始进行临床研究，从申请到专利保护时间到期，一共有20年的时间，在此期间是不允许其他企业仿制的。假设某种药物的研发周期约10年，那么在专利保护下，该药能够在市场上独家销售的时间为10年。若年均销售额达到50亿美元，截至专利到期该企业能依靠此药产生约研发投入的50倍的营收。

以利妥昔单抗注射液（美罗华）为例，其研发的成本约为10亿美元。成功上市之后，通过大规模生产，抗体成本约降至200美元/克，而对应的市场售价高至5 000美元/克，售价为成本的25倍。利妥昔单抗在1997年成功上市，上市后三年间的销售额已达到13亿美元,由此可得2～3年即收回成本。据悉,1997～2015年期间,该药累计销售额为800亿美元(见图12-1)。截至目前收益达到成本的80倍。

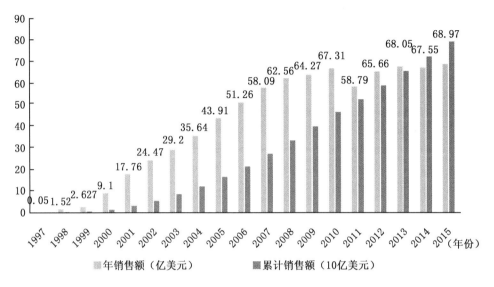

资料来源:公开资料整理。

图12-2　利妥昔单抗历年销售额分析

观察近30年来的医药市场可得,首创新药(first in class)即使有缺陷,甚至之后的me-too新药效果更好,但首创新药仍会占据80%左右的市场份额,第二家me-too药乐观情况下能占20%左右的市场,而第三家新药很难有较好的市场。即使新药专利保护过期,药物进入市场的顺序也在很大程度上决定了市场份额。麦肯锡针对1986～2012年131种、492个药物进行了数据分析。分析数据显示:创新药上市10年后,其市场占有率依然比第二个药物高出6个百分点。

根据清科发布的《2016年中国股权投资市场回报专题研究报告》,过去十几年间,生物技术与医疗健康行业投资回报历年IRR都保持在15%以上。其中,2011年的IPO退出案例最为集中,因此该年上市项目的IRR高达124.4%(见图12-3)。

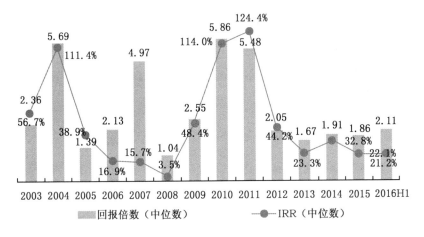

资料来源：公开资料整理。

图 12－3　2003～2016 年间医疗产业的投资 IRR 与投资回报倍数

第二节　普通合伙人(GP)应该教育有限合伙人(LP)长期投资的理念

截至 2015 年 6 月，投中集团对旗下数据库 CV Source 共收录的 7 286 家 LP 进行了统计分析，在中国市场基金存续期一项中，得到了如下结果：2015 年在私募股权投资市场计划募集基金的存续期为 7～8 年的约占 53％。

截至 2016 年 6 月，投中信息旗下 CV Source 收录的 LP 增长至 8 787 家，再对其存续期数据分析得，存续期为 7～8 年的私募股权投资机构约占 61％；存续期为 5～6 年的机构约占 29％；存续期 4 年以下的机构占比约为 8％(见图 12－4)。

两年数据的差别说明了国内 LP 正在逐渐摆脱过去严重的投机心态，对基金运作周期的限制明显放宽，开始追求稳定的长期价值投资。LP 愿意参与到周期更长、投资回报更稳健的趋势有利于医疗股权私募基金的发展。

当然基金存续期时间变长并不是 LP 意愿决定的，国内大部分 LP 依然希望周期短。当今募资变得越来越困难的情形下，LP 变得更为强势，国内这几年开创了一个新名词叫"GLP"。LP 更多地参与 GP 投资决策甚至基金设立的过程，如今平衡医疗股权投资的长期性和 LP 短期退出的意愿成为每个医疗私募机构管

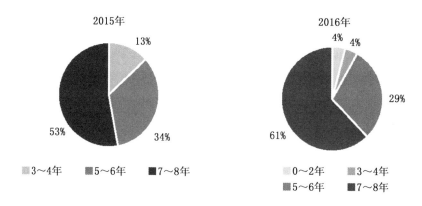

资料来源:CV Source。

图12-4　2015~2016年中国私募股权投资市场基金存续期分析

理人的主要工作之一。

　　笔者认为作为专业领域的投资人,有两点原则必须遵循:其一,不该拿的钱果断放弃。笔者曾经有过这方面的教训,有个潜在LP承诺出资并已经签署完认购协议,当运营部门同事要求其打款时,该LP以钱在股市被套为由推脱,等股票套现后又犹豫不决,提出是否可以缩短投资时间等。我们后来得知其之前并没有投资过股权类私募产品,一直以二级市场投资为主,且已经举家移民海外,对于国内的金融及其他风险比较在意,理念上并不认同长期投资。对此LP同事们前后沟通近十次,花费了极大的时间和精力。其二,多做专业沟通。对于LP来说,对项目的进展了解与心理持有时间成正比,而医疗类项目又非常专业难懂,如果能适时加强与LP的沟通交流,甚至使其变得"专业"是医疗GP的工作和职责,不要因为平时工作忙碌或者为了开发潜在LP而忽略对于现在LP的关注,这一点可以极大延长LP对于退出时间的心理预期。而由于医疗投资的长期特点,退出期的延长有极大可能给基金带来超过预期的回报。

　　请记住,选择合适的投资人以及不断教育他们是医疗GP最重要的工作之一,在很多情况下也许比投资本身更为重要。

第十三章

医疗股权投资应进行深度投后管理

投后管理的概念出现于30年前,近年来才被逐渐重视,尤其在近5年,投后管理已被提升到了基金核心竞争力的重要地位。投资机构逐渐将其视为投资增值的最重要过程。

第一节　医疗产业的投后管理更为重要

一、医疗产业适合并购整合

其一,医疗产业的整体规模很大,从投资角度我们分为180个细分领域。例如体外诊断的市场规模虽高达好几百亿元,但单一的体外诊断产品例如某一品类的生化诊断试剂,市场规模却非常小,单一 SKU 的总体市场规模在百万元级别的不是个案,所以后期的行业整合协同就十分必要。其二,医疗企业成长周期长,目前国内绝大部分基金的存续期并不能满足 IPO 退出的时间,而国内接老股的市场不成熟,对于 VC 阶段而言,投后协助企业一起完成产业整合并购将是最好的投资收益保障。

同时,从经营角度,并购一方面使企业在生产上可以构成规模经济,更好地控制成本;另一方面可以增加产品线,减少企业对单一品类市场的依赖。同时还能高效利用销售团队,例如对于已经开拓的医院渠道,可以高效地追加新增产品的销售。医疗产业是非常适合进行企业并购的领域,连续创业者希望在研发完成后尽早卖出企业,较大的企业希望多收购已经研发成熟的技术或产品,对行业进行整合协同。

二、创业团队不完整

国内的许多早期医疗项目大部分是技术型创业,创始人是名校海归、国家千人计划、省领军人物等,对技术有自己独特的见解,甚至已经拥有了若干专利。在这类人创业的前期,研发层面上的进展往往较为顺畅,但是当产品上市后,往往会遇上来自销售和市场的阻力。此时有的企业会花重金聘请专业营销管理人才,来解决企业的市场开拓之难。然而专业的营销管理人才是非常稀缺的,这类人往往在 500 强跨国医疗企业里担任高管,有着非常优厚的福利待遇,很多初创企业没有能力和渠道聘请到这样的人才。因此技术型创业团队在企业发展到产品上市阶段,需要更多的深度投后管理,需要专业的投资机构为其提供营销指导和人才渠道推荐。

同时,当这类企业需要资金、寻求融资时,也会发现融资是一个需要与投资人沟通交流的复杂繁琐过程。早期创业企业通常没有专门负责投融资的人员,如董秘等,往往是创始人自己亲自路演和交流,甚至出现一到融资阶段就被迫暂缓企业经营发展的局面。因此初创企业需要在融资阶段得到投资方的深度投后管理,由专业的人来做专业的事。创始人继续投身企业发展,投资人利用自己的人脉关系帮助企业进行新一轮的融资、并购等事项。

三、企业的后续融资需要

对于早期项目,融资是保证企业资金链稳定的重要支撑。早期项目往往缺乏变现渠道,难以做到盈亏平衡,因此资金链的断裂是毁掉大量初创企业的罪魁祸首。由于引入下一轮融资需要一段时间的接洽,资方与项目方需要提前未雨绸缪,而不是等到需要钱的时候再寻求融资。在账面资金还能支撑 10 个月左右的运营时,企业就应该着手启动下一轮融资,梳理融资规划,对接各路投资机构。最理想的状态是在企业融资之初,就定好下一轮融资的规划。

有时融资不仅是寻求资金,更是搜寻契合的投资机构,就是我们通常所说的战略投资人。企业与资方需在企业文化、未来战略达成共识,战略投资方可以为被投企业赋能,但是也要甄别真正的战略投资人,现在打着某某知名机构下属基金的投资机构很多,大部分没有整合其母公司资源的能力。投后部门要研究企业的战略和规划,并筛选契合的资方,牵线搭桥,资本对接。这个过程类似承担了专业财务顾问(FA)的工作。在对接的过程中,投后部门要解决双方的疑问,引导二者顺利接洽。此项工作往往前移,在笔者所在的机构,受单个项目投资比例的限制,往往在确定领投身份后还需要协助企业一起去找合投机构,这个时候投后的概念被重新定义,在投中即担负起投后管理的职能,在下一节我们将结合案例介绍投后管理的重要性以及其赋予领投方的责任。

第二节　案例分析

某公司的创始人学历为:清华大学生物医学工程及电子工程双学士、美国波士顿大学及哈佛大学联合培养博士、哈佛大学医学院博士后。该创始人曾获国务院侨办杰出创业奖、中国侨联侨界贡献奖、北京经济技术开发区海外高层次人才、中关村高端领军人才、北京市海外高层次人才和国家"千人计划"特聘专家等荣誉称号。

公司拥有两款产品:(1)国内首个经皮微创介入光学手术导航系统,可搭配 CT 和磁共振。目前国内和国际上大部分手术导航用于神经和外科手术,应用于经皮微创手术的导航系统极少。微创手术因其创伤小、恢复快,近十年得到了广泛的推广,但目前仍依靠医生的手术经验,进行徒手盲穿,往往要多次穿刺才能到达病灶位置。因此微创介入医生对该导航系统有强烈需求。该产品预计 6 个月内拿到 CFDA 注册证。(2)乳光超系列产品,用于基层乳腺癌筛查。利用超声和光散射原理,与早年淘汰的乳光透完全不同。该产品的敏感性和特异性均高于传统超声和钼靶,准确率达到 82.69％。可分辨良性/恶性肿瘤。中国妇幼保健协会将乳光超推荐作为我国乳癌筛查的新方法,并纳入国家乳癌筛查规范。该产品已拿注册证,在销售中。

该公司的产品市场反馈良好:(1)目前市场上有机械导航、光学导航和电磁导航三类产品。根据 301 医院介入科主任反馈,光学导航是临床使用最多的,技术已经成熟,而国内微创介入领域的光学导航产品仅该公司一家。(2)该公司与中国妇幼保健协会合作开展的多中心乳光超筛查项目,结果表明乳光超优于超声和钼靶,取得妇幼系统一致好评,被推荐作为我国乳癌筛查的新方法,并纳入国家乳癌筛查规范,并为后续市场推广打下良好基础。

该公司产品技术领先,两款产品均已拿证,然而估值仅为 1.5 亿元。导致该公司在较长时间内融资不成功的原因包含以下几个问题:(1)关联交易。创始人前公司与该公司签订了投资协议,该公司以人民币×××万元的价格购买前公司所有的与乳腺成像和手术介入业务相关的全部原材料及产品库存;关于无形资产转让协议中,无形资产包括前公司拥有的专利、计算机软件著作权等无形资产的转让费用人民币×××万元,存在关联交易定价是否公允的问题。(2)关联交易是否涉嫌抽逃出资(利用关联交易将出资转出)。(3)该公司与创始人、投资人以及前公司之间股权转让尚未支付股权转让款问题。(4)同业竞争问题。该公司的董事、监事、高管在其他公司任职,存在同业竞争。(5)股东持有股权较为分散,创始人持股仅为 16.55％,大股东是前公司和另一家投资公司。

解决方案:(1)通过聘请相应资产评估公司出具资产评估报告或具有证券资格的会计师事务所进行审计方式对上述交易价格进行确定。如果存在价差前公司和该公司之间可进行相应结算和调整。(2)上述关联交易行为是否属于抽逃出资或疑似抽逃出资行为,需相关评估或审计机构评估审计结果作为参考依据,经过评估交易价格公允,可以排除抽逃出资行为。(3)应向该公司支付股权转让款并取得完税证明是最佳处理方式。(4)对于公司股东及在竞争方任职的公司董事、监事及高管人员可以通过职务变更或做出相关承诺方式减少或避免同业竞争关系。(5)前公司清退,前投资公司股份减半退出,创始人通过受让或增资认缴方式获得更多股权,增强创始人对公司的控制力。

经过笔者所在机构作为领投方介入,解决了上述 5 个问题后,该公司顺利完成后续融资,保证企业的正常发展。在后续融资过程中,领投方又引入战略投资方,3 家上市公司分别以不同的形式对该公司进行股权投资,并为后续并购打下了基础。

我们从这个案例中可以看出,初创企业往往存在很多问题。因此投后部门和企业更像母子关系,优秀的基金公司在这个过程中担当的角色是无可替代的,特别在解决遗留问题整改以及融资协助方面,更是任何置身事外的咨询公司和 FA机构所无法企及的。

第十四章

借鉴美国纳斯达克，打造更丰富的退出途径

如第五章所述，医药企业从成立到 IPO 需要 15～20 年。而目前来看，中国 IPO 的审批准则越来越严格，对于企业达到 IPO 的要求也越来越高。同时国内对于接老股退出的方式接受率极低，甚至会受到企业方的抵制。有一家杭州的创新药企业受众多资本青睐，多次融资，用了 15 年在 A 股 IPO 成功，看起来是个不错的投资成功案例，然而，这家企业在 IPO 前没有任何一家投资机构能够被允许退出，如果作为这家企业的早期投资人，笔者高度同情其遭遇，他的基金存续期到期后怎么向 LP 解释？都做了哪些不被理解的工作？笔者一直认为在我国资本市场退出路径建立之前，创新药的早期投资都是在赌博，而如何打破这一困局是众多医疗股权投资人应该重点研究和积极努力突破创新的工作。

中国、美国、新加坡甚至更多的资本市场，上市的条件、方式、费用以及其他一些重要问题的情况也各不相同。我们将就不同地方的上市条件、优势和劣势进行讨论。

第一节　中国资本市场上市要求及优劣势

一、上市条件

对中国企业来说，选择在本土上市，对于 99％的企业来说都是首选。但是，《公司法》规定的中国企业的上市（主板）要求使很多企业特别是中小企业只能望而却步。《公司法》对企业上市要求的规定主要有以下几点：

（1）公司的总股本达到 5 000 万股，公开流通的部分不少于 25％；

（2）公司在最近 3 年连续盈利；

（3）公司有 3 年以上的营业记录；

（4）公司无形资产占总资产的份额不能超过 20％。

当初，《公司法》对企业上市的要求是为国有大型企业定制的，针对这一部分企业，要求是比较高的。随着中国经济的发展与转型，越来越多的民营和合资中小企业成为经济中的活跃力量，并且他们大多数有很强烈的上市愿望和需求，而《公司法》中对上市的要求却严重阻碍了这些企业在国内上市的步伐。

2004 年 6 月 25 日，中小企业板块在深圳证券交易所正式推出，这对于中小企业来说无疑是一剂强心剂。于是出现了 2 500 多家企业排队在中小企业板块申请上市的景象。但是，这些企业仍然面临着两项很重要的问题，一是中小企业板的门槛不会比主板低很多，二是在中小企业板上市与在主板上市一样需要审核。

另一方面，中国证监会 2000 年通过了《创业板市场规则》（创业板草案），为部分难以满足高门槛的中小企业在国内上市带来了希望。但创业板的推出一再延迟，使人无法预测创业板推出的可能性和具体时间。终于，2009 年 10 月 30 日，中国创业板正式上市。市场主要面向成长型创业企业。重点支持自主创新企业，支持市场前景好、劳动能力强、就业机会多的成长型创业型企业，特别是支持新能源、新材料等新兴产业的发展。企业在创业板市场上市对于创新型企业融资、提高企业知名度、分担风险等有重要作用。

表 14—1 列示了主板、中小板和创业板上市条件的主要区别。

表 14—1   **主板、中小板、创业板上市条件主要区别一览表**

市场		创业板	主板、中小板
经营时间		持续经营 3 年以上	持续经营 3 年以上
财务要求		最近两年连续盈利,最近两年净利润累计超过1 000万元,且持续增长	最近 3 个会计年度净利润均为正数且累计超过3 000万元
		或者最近一年盈利,且净利润不少于500 万元,最近一年营业收入不少于5 000万元,最近两年营业收入增长率均不低于 30%	最近 3 个会计年度经营活动产生的现金流量净额累计超过5 000万元,或者最近 3 个会计年度营业收入累计超过 3 亿元
		最近一期末不存在未弥补亏损	最近一期末不存在未弥补亏损
		最近一期末净资产不少于 2 000万元	最近一期末无形资产占净资产的比例不高于20%
			发行前股本总额不少于 3 000万元
股本要求		发行后的股本总额不少于3 000万元	发行后的股本总额不少于5 000万元
业务经营		应当主要经营一种业务	完整的业务体系,直接面向市场独立经营的能力
公司管理		最近两年主营业务、董事和高级管理人员没有重大变动,实际控制人没有变更	最近 3 年主营业务、董事和高级管理人员无重大变动,实际控制人没有变更
		具有完善的公司治理结构,依法建立健全股东大会、董事会、监事会以及独立董事、董事会秘书、审计委员会制度,相关机构和人员能够依法履行职责	董事会下设战略、审计、薪酬委员会,各委员会至少指定一名独立董事会成员担任委员
			至少 1/3 的董事会成员为独立董事

二、在中国大陆本土上市的优势

(1)估值高,A 股市场是全世界估值最高的市场,不仅是国内企业,如果允许,全世界的企业大多会来 A 股上市。

(2)传统观念上,企业在本土上市,可以更快地被投资者了解和熟悉,得到他们的认可与追捧。无论是上市公司董事长或是企业本身,A 股市场上市都代表地位及品牌质的提升。

(3)企业在本土上市,不仅可以节约各种语言、监管以及法律上的成本,更享受天时、地利、人和带来的各种优势。地方政府的各种补贴及税收优惠会带给企业各种利益,国内上市公司的扣非指标的实际意义更多是为了剔除政府奖励补贴后的实际运营能力。

(4)经营不善时大多数可以借助资本市场完成转型，国内的资本市场给了A股企业资本运作的机会，一旦所处的行业遇到发展瓶颈，可以借助积累的雄厚资本完成其他行业的转型，借壳、重组等手段在A股市场司空见惯，比市场上任何一个资本市场玩得都要好。

三、在中国大陆本土上市的局限

(1)漫长的审核过程。在中国现阶段，公司上市采取的还是审核制。现在更有民间调侃为"邀请制"。由企业向中国证监会提出上市申请，然后由中国证监会对企业的上市资格进行审核，符合条件的企业给予上市。由于申请上市的企业众多，而证监会对每年审核批准上市的公司数量又有所限制，这就造成了企业上市必须经过漫长的审核过程。（前面提到的即使是在新开设的主板内的中小企业板，中小企业上市的门槛稍微降低了，但还是需要经过审核等待的过程。这个过程可以长达五六年甚至更长。）

(2)上市门槛高。《公司法》规定的企业上市的要求，尤其是对股本方面的要求是很多中小企业无法达到的。而新推出的中小企业板块，虽说是为中小企业服务，但其实上市的门槛并没有降低太多，甚至根本没有降低。上市要求不是书面写的，而是根据不同时期被定义的，如近几年来通常三年累计利润要在1亿元以上，这些都是不成文的要求。而且近期火热的"独角兽邀请制"更是把IPO要求等同于10亿美元估值的水平，这个门槛高到无法企及。

(3)上市失败率高。随着近期发审制度的改革，不仅没有等来过会速度，反而等来一个个被否的案例，而且根据最新的证监会规定IPO被否三年内不得借壳，这极大打击了一部分企业在A股冲关的决心。同时医疗医药类企业由于营销体系的特殊性，经常会遇到商业贿赂的合规风险，加大了IPO冲关的难度，甚至部分知名券商也内部不成文规定不接医疗类企业的保荐，这些都增加了医疗产业企业投资的退出难度。

第二节　中国香港资本市场上市要求及优劣势

中国香港是中国企业海外上市最先考虑的地方,也是中国企业海外上市最集中的地方,这得益于中国香港得天独厚的地理位置与金融地位。而 2017 年年底港交所宣布对于生物科技公司主板上市的新规,将会对中国生物医疗股权市场产生重要而深远的影响。

一、中国香港上市的条件

表 14—2 列示了在中国香港上市的条件。

表 14—2　　　　　　　　　　　在中国香港上市的条件

	主板	创业板
盈利要求	须具备 3 年的营业记录,过去 3 年盈利合计5 000万港元(最近一年须达 2 000万港元,再之前两年合计须达 3 000万港元),在 3 年的业绩期,须有相同的管理层	无盈利要求,但一般须显示有 24 个月的活跃业务和须有活跃的主营业务,在活跃业务期,须有相同的管理层和持股人
市值要求	新申请人上市时的预计市值不得少于 1 亿港元,其中由公众人士持有的证券的预计市值不得少于5 000万港元	上市时的最低市值无具体规定,但实际上市时不能少于4 600万港元;期权、权证或类似权利,上市时市值须达 600 万港元
股东要求(新上市)	在上市时最少须有 100 名股东,而每 100 万港元的发行额须由不少于 3 名股东持有	于上市时公众股东至少有 100 名。如公司只能符合 12 个月"活跃业务记录"的要求,于上市时公众股东至少有 300 名
公众持股要求	最低公众持股数量为5 000万港元或已发行股本的 25%(以较高者为准);但若发行人的市值超过 40 亿港元,则可以降低至 10%	市值少于 40 亿港元的公司的最低公众持股量须占 25%,涉及的金额最少为3 000万港元;市值相等于或超过 40 亿港元的公司,最低公众持股量须达 10 亿港元或已发行股本的 20%(以两者中之较高者为准)
禁售规则	上市后 6 个月控制性股东不能减持股票及后 6 个月期间控制性股东不得丧失控股股东地位(股权不得低于 30%)	在上市时管理层股东及高持股量股东必须合共持有不少于公司已发行股本的 35%。管理层股东和持股比例少于 1% 的管理层股东的股票禁售期分别为 12 个月和 6 个月
主要业务要求	无	必须有主营业务

续表

	主板	创业板
公司治理要求	主板公司须委任至少两名独立非执行董事，联交所亦鼓励(但非强制要求)主板公司成立审核委员会	须委任独立非执行董事、合资格会计师和监察主任以及设立审核委员会
保荐人制度	有关聘用保荐人的要求于公司上市后即告终止(H股发行人除外；H股发行人须至少聘用保荐人至上市后满一年)	须于上市后最少两整个财政年度持续聘用保荐人担当顾问
管理层稳定性要求	申请人的业务须于三年业绩记录期间大致由同一批人管理	申请人须在申请上市前24个月(或减免至12个月)大致由同一批人管理及拥有

2017年12月15日，港交所宣布将在主板上市规则中新增两个章节：(1)接受同股不同权企业上市；(2)允许尚未盈利或者没有收入的生物科技公司来中国香港上市。2018年2月28日，港交所上市新规《新兴及创新产业公司上市制度咨询文件》正式出台，允许未盈利或未有收益生物科技公司申请上市。在此背景下，内地生物科技公司或迎来一波赴港上市潮。咨询文件显示，生物科技主板上市申请人需要具备以下特点：

(1)生物科技公司必须至少有一支核心产品已通过概念阶段。联交所将根据核心产品是否已达到相关产品类别的发展进度目标，来厘定该产品是否已通过概念阶段。

(2)以研发为主，专注开发核心产品。

(3)上市前最少12个月一直从事核心产品的研发。

(4)上市集资主要作研发用途，以将核心产品推出市面。

(5)必须拥有与其核心产品有关的长期专利、已注册专利、专利申请或知识产权。

(6)如申请人从事医药(小分子药物)产品或生物产品研发，应证明其拥有多支潜在产品。

(7)在建议上市日期的至少6个月前已得到一名资深投资者提供相当数额的第三方投资(不止是象征式投资)，且至进行首次公开招股时仍未撤回投资。

虽然放宽了对生物科技公司的要求，同时咨询文件也建议，该类发行人上市时的预期市值不得少于15亿港元。加强了该类公司的披露要求，以及限制其主营业务的重大变动,该类公司在股份代号结尾将加上股份标记"B"加以识别。

二、中国香港上市的优势

(1)中国香港优越的地理位置及与内地特殊的关系。中国香港和内地的深圳接壤,两地只有一线之隔,在交通和交流上获得了不少的先机和优势。中国香港虽然在 1997 年主权才回归中国,但港人无论在生活习性和社交礼节上都与内地居民差别不大。随着普通话在香港的普及,港人和内地居民在语言上的障碍也已经消除。因此,从心理情结来说,香港是最能为内地企业接受的海外市场。

(2)中国香港在亚洲乃至世界的金融地位也是吸引内地企业在其资本市场上市的重要筹码。虽然中国香港经济在 1998 年经济危机后持续低迷,但其金融业在亚洲乃至世界都一直扮演着重要角色。中国香港的证券市场是世界十大市场之一,在亚洲仅次于日本市场(这里的比较是基于深、沪 2 个市场分开统计的)。

(3)在中国香港实现上市融资的途径具有多样化。在中国香港上市,除了传统的首次公开发行(IPO)之外(其中包括红筹和 H 股两种形式,两者主要区别在于注册地的不同,这里不详述),还可以采用反向收购(Reverse Merger,俗称买壳上市)的方式获得上市资金。反向收购的方式将在后面的美国上市中详细介绍。

(4)预计港交所上市新规发布之后,将有更多内地生物技术公司登陆港交所进行募资或吸引全球投资者。同时,内地创新药、生物药领域的相关公司将拥有更便捷的融资通道,有助于内地医药行业创新发展。

三、中国香港上市的局限

(1)市盈率较低。中国香港证券市场的市盈率较低,整体大概只有 13 倍,而在纽约证券交易所(NYSE),市盈率一般可以达到 30 倍以上,在纳斯达克(NASDAQ)也有 20 倍以上。这意味着在中国香港上市,相对美国来说,在其他条件相同的情况下,募集的资金要小很多。医疗类 A 股市场平均市盈率在 45 倍以上,香港市场在 25~30 倍。

(2)资本规模较小。与美国市场相比,中国香港的证券市场规模要小很多,它的股市总市值大约只有美国纽约证券交易所的 1/30,纳斯达克的 1/4,股票年成交额也远远低于纽约证券交易所和纳斯达克。

(3)股票换手率低。中国香港证券市场的换手率也很低,大约只有55%,比纳斯达克300%以上的换手率要低得多,同时也比纽约证券交易所70%以上的换手率要低。这可能意味着企业在中国香港上市后进行股份退出相对来说要困难一些。

第三节 美国资本市场上市要求及优劣势

纽约是世界的金融中心,聚集了世界上绝大部分的游资和风险基金,美国拥有现今世界上最大最成熟的资本市场。股票总市值几乎占了全世界的一半,季度成交额更是占了全球的60%以上。

美国的证券市场体现了立体多层次,为不同融资需求服务的鲜明特征。除了纽约证券交易所和美国证券交易所(AMEX)两个证券交易所之外,还有纳斯达克自动报价与交易系统这个世界最大的电子交易市场,此外,还有美国场外柜台交易系统(OTCBB)等柜台交易市场。不同的市场为不同的企业进行筹融资服务,只要企业符合其中某一个市场的上市条件,就可以向美国证监会申请"登记"挂牌上市。

一、美国上市的条件

表14—3列示了美国上市的条件。

表14—3 美国上市条件

	纽约 证券交易所	全美 证券交易所	纳斯达克 全国板股市	纳斯达克 小板股市
净资产	4 000万美元	400万美元	600万美元	500万美元
市值(总股本乘以 股票价格)	1亿美元	3 000万美元		3 000万美元
最低净收入				75万美元
税前收入	1亿美元(最近2年每年不少于2 500万美元)	75万美元	100万美元	

	纽约证券交易所	全美证券交易所	纳斯达克全国板股市	纳斯达克小板股市
股本		400 万美元		
最少公众流通股数	250 万	100 万或 50 万	110 万	100 万
流通股市值	1 亿美元	300 万美元	800 万美元	500 万美元
申请时最低股票价格	N/A	3 美元	5 美元	4 美元
公众持股人数（每人 100 股以上）	5 000 人	400 人	400 人	300 人
经营年限	连续 3 年盈利	2 年经营历史		1 年或市值 5 000 万美元

二、美国上市的方式

在美国,上市的方式主要有 2 种:IPO 和反向并购(俗称买壳上市)。对于中等偏大的企业,比如净资产超过 5 000 万元人民币,或者年营业额达 2 亿元人民币,并且净利润在 1 500 万元以上的企业,可考虑在纳斯达克全国市场 IPO,更好的企业则可以到纽约证券交易所 IPO。

对中小企业,特别是中国的中小企业,在美国上市最适宜的方法是采用买壳上市的方法,因为无论是在时间上或费用上,买壳上市都比 IPO 要少很多。IPO 的前期费用一般为 150 万～200 万美元,时间 1 年左右;买壳上市的前期费用一般为 65 万～95 万美元左右,时间一般为 4～6 个月。

三、美国上市的优势

(1)美国证券市场的多层次多样化可以满足不同企业的融资要求。在美国场外柜台交易系统(OTCBB)挂牌交易对企业没有任何要求和限制,只需要 3 个券商愿意为这只股票做市即可。企业可以先在 OTCBB 买壳交易,筹集到第一笔资金,等满足了纳斯达克的上市条件,便可申请升级到纳斯达克上市。

(2)美国证券市场的规模是中国香港、新加坡乃至世界任何一个金融市场所不能比拟的,这在上文分析中国香港市场的时候有所提及。在美国上市,企业融集到的资金无疑要比其他市场多得多。

(3)美国股市有着极高的换手率与市盈率,市场上也有大量的游资和风险资金,同时股民崇尚冒险,这些特点对中国企业来说都具有相当大的吸引力。

四、美国上市的劣势

(1)中美在地域、文化和法律上的差异。很多中国企业不考虑在美国上市的原因,是因为中美两国在地域、文化、语言以及法律方面存在着巨大的差异,企业在上市过程中会遇到不少这些方面的障碍。因此,华尔街对大多数中国企业来说,似乎显得有点遥远和陌生。

(2)企业在美国获得的认知度有限。除非是大型或者是知名的中国企业,一般的中国企业在美国资本市场可以获得的认知度相比在中国香港市场或者新加坡市场来说,应该是比较有限的。因此,中国中小企业在美国可能会面临认知度不高、追捧较少的局面。但是,随着"中国概念"在美国证券市场越来越清晰,这种局面 2004 年后有所改观。

(3)上市后维护成本高。不同于国内资本市场,美国法律对于企业的合规性要求更高,企业一旦违规,被处罚的代价很高,同时企业需要配备了解美国资本的人才,这无疑增加了上市后企业的管理成本。

第四节　纳斯达克对于研发型药企上市要求

研发型中小生物医药企业近 10 年亏损的特征与一般的证券市场上市规则中的盈利、营业额为正的要求相悖。遵从中小生物技术企业发展规律,推动和培育中小生物企业的发展,美国推出了纳斯达克。纳斯达克主要看重高科技、高成长性和高发展潜力,一直以来被誉为"成长性公司的乐园"。

纳斯达克创建于 1971 年,是一个完全采用电子交易、为新兴产业提供竞争舞台、自我监管、面向全球的股票市场。纳斯达克目前的上市公司有 5 200 多家。纳斯达克的上市公司涵盖所有新技术行业,包括生物技术、医药、科技等。

一、生物公司备受纳斯达克青睐

Nymox Pharmaceutical 公司成立于 1989 年,主要致力于研发脑部疾病和老年性疾病方面诊断和药物,主要侧重于阿尔茨海默氏症。公司提供的测试包括 NicAlert 和 TobacAlert 以及 AlzheimAlert,其主要产品包括 NX-1207 和 NXC-4720。2015 年 7 月,NX02-0017 和 NX02-0018 两个长效项目的良好结果让公司股价翻番至 2.54 美元。2015 年 10 月,另外两个项目 NX02-0020 和 NX02-0022 在前列腺肥大手术中的显著作用,让公司股价再次上升了 21% 到 3.51 美元;2015 年 10 月底,Nymox 公布 NX-1207 在前列腺癌患者的 18 个月跟踪数据,良好的临床数据让公司股价在 11 月 3 日上涨 9% 至 3.83 美元。与股价走高相反的是公司财务状况较差。该公司近 8 年几乎没有营收,净利润连年为负,属于典型的研发型企业(见表 14—4)。

表 14—4　　　　　　　　　**Nymox Pharmaceutical 财务报告**

	2016-12-31	2015-12-31	2014-12-31	2013-12-31	2012-12-31	2011-12-31	2010-12-31	2009-12-31	2008-12-31
报告期	年报	年报	年报	年报	年报	年报	年报	年报	年报
期间跨度	12 个月	12 个月	12 个月	12 个月	12 个月	12 个月	12 个月	12 个月	12 个月
数据来源	合并报表	合并报表	合并报表	合并报表	合并报表	合并报表	合并报表	合并报表	合并报表
利润表摘要									
总营业收入	0.00	0.03	0.03	0.03	0.03	0.03	0.01	0.00	0.00
同比(%)	−89.73	−6.38	−12.19	9.32	−1.32	350.33	66.22	−2.51	
营业利润	−0.13	−0.18	−0.05	−0.05	−0.08	−0.10	−0.07	−0.05	−0.05
同比(%)	27.13	−273.79	3.28	35.68	21.10	−47.97	−26.93	−10.61	
税前利润	−0.13	−0.18	−0.05	−0.05	−0.08	−0.10	−0.07	−0.05	−0.05
同比(%)	26.70	−234.92	5.35	35.65	20.98	−47.67	−27.41	−10.63	
持续经营净利润	−0.13	−0.18	−0.05	−0.05	−0.03	−0.10	−0.07	−0.05	−0.05
非持续经营净利润								0.00	0.00
净利润	−0.13	−0.18	−0.05	−0.05	−0.08	−0.10	−0.07	−0.05	−0.05
同比(%)	26.70	−289.28	6.41	35.65	20.98	−47.67	−27.41	−10.63	
非持续性损益								0.00	0.00
扣非后归属母公司股东的净利润								−0.05	−0.05
同比(%)	26.70	−289.28	6.41	35.65	20.98	−47.67	−27.41	−10.63	
研发费用	0.07	0.09	0.04	0.06	0.08	0.09	0.05	0.03	0.02
EBIT	−0.13	−0.18	−0.05	−0.05	−0.08	−0.10	−0.07		
EBITDA								−0.05	−0.05
利润表摘要(NON-GAAP)									
净利润(NON-GAAP)									
稀释每股收益(NON-GAAP)									

	2016-12-31	2015-12-31	2014-12-31	2013-12-31	2012-12-31	2011-12-31	2010-12-31	2009-12-31	2008-12-31
资产负债表摘要									
总资产	0.02	0.01	0.01	0.01	0.02	0.06	0.14	0.01	0.01
总负债	0.03	0.03	0.06	0.07	0.09	0.12	0.16	0.03	0.02
普通股权益	−0.01	−0.03	−0.05	−0.06	−0.08	−0.06	−0.03	−0.01	−0.01
股东权益合计	−0.01	−0.03	−0.04	−0.06	−0.07	−0.05	−0.02	−0.01	−0.01
现金流量表摘要									
经营活动现金流量	−0.05	−0.04	−0.06	−0.07	−0.08	−0.10	0.08	−0.04	−0.03
投资活动现金流量	0.00		0.00	0.00	0.00	0.00	0.00	0.00	0.00
资本支出	0.00	0.00	0.00	0.00	0.00	0.00	0.00	0.00	0.00
筹资活动现金流量	0.06	0.03	0.06	0.06	0.03	0.03	0.05	0.04	0.04
现金净流量	0.02	0.00	0.00	−0.01	−0.05	−0.07	0.13	0.00	0.00

资料来源：Wind。

Prothena 的股价在 2015 年大涨了 228%。这家位于旧金山南部地区的公司原是爱尔兰伊兰制药公司(Elan)旗下的早期阶段生物技术分公司，几年前从伊兰公司剥离了出来。该公司已经报告一款治疗帕金森病的药物在临床试验中获得了不错的效果，并且还在开发一款可以治疗一种被称为淀粉样变性的罕见病药物。在 2015 年 3 月，该公司表示：用于治疗帕金森病的候选药物降低了与该疾病有关联的一种蛋白质的水平，受此消息影响，该公司股价跳涨 38% 至 40.2 美元（见图 14—1）。

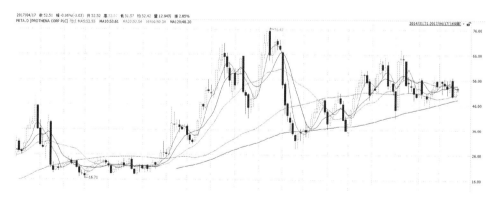

资料来源：Wind。

图 14—1 Prothena 股价走势

Prothena 财报显示，该公司 2015 年第四财季共亏损 2 420 万美元，摊薄后每股亏损 76 美分,同期营收 30.7 万美元。2015 财年亏损扩大至 8 060 万美元,折合每股 2.66 美元,全年营收 160 万美元。2016 年财年亏损更扩大至 1.6 亿美元(见表 14—5)。

表 14—5 　　　　　　　　　　　　Prothena 财务报告

	2016-12-31	2015-12-31	2014-12-31	2013-12-31	2012-12-31	2011-12-31	2010-12-31	2009-12-31
报告期	年报	年报	年报	年报	年报	年报	年报	年报
期间跨度	12 个月	12 个月	12 个月	12 个月	12 个月	12 个月	12 个月	12 个月
数据来源	合并报表	合并报表	合并报表	合并报表	合并报表	合并报表	合并报表	合并报表
利润表摘要								
总营业收入	0.01	0.02	0.51	0.01	0.03	0.01	0.01	0.03
同比(%)	−34.35	−96.84	7 422.78	−74.57	424.26	−57.75	−52.00	
营业利润	−1.60	−0.80	−0.07	−0.40	−0.41	−0.29	−0.12	−0.01
同比(%)	−99.58	−1 102.24	83.55	2.37	−41.60	−139.70	−916.67	
税前利润	−1.59	−0.80	−0.06	−0.41	−0.41	−0.29	−0.12	−0.01
同比(%)	−98.93	−1 160.62	84.38	1.99	−41.58	−139.70	−916.67	
持续经营净利润	−1.60	−0.81	−0.07	−0.41	−0.41	−0.30	−0.13	−0.01
非持续经营净利润								0.00
净利润	−1.60	−0.81	−0.07	−0.41	−0.41	−0.30	−0.13	−0.01
同比(%)	−98.62	−1 027.44	82.56	1.00	−39.57	−137.36	−861.54	
非持续性损益								0.00
扣非后归属母公司股东的净利润								−0.01
同比(%)	−98.62	−1 027.44	82.56	1.00	−39.57	−137.36	−861.54	
研发费用	1.20	0.58	0.38	0.26	0.34	0.24	0.10	0.03
EBIT	−1.59	−0.80	−0.06	−0.41	−0.41	−0.29	−0.12	−0.01
EBITDA	−1.57	−0.79	−0.06	−0.40	−0.41	−0.29		−0.01
利润表摘要(NON-GAAP)								
净利润(NON-GAAP)								
稀释每股收益(NON-GAAP)								
资产负债表摘要								
总资产	4.60	3.85	3.04	1.82	1.29	0.04		
总负债	0.95	0.25	0.14	0.09	0.03	0.10		
普通股权益	3.65	3.61	2.90	1.73	1.26	−0.06		
股东权益合计	3.65	3.61	2.90	1.73	1.26	−0.06		
现金流量表摘要								
经营活动现金流量	−1.17	−0.62	−0.01	−0.32	−0.42	−0.20	−0.09	−0.01
投资活动现金流量	−0.17	−0.01	0.00	−0.01	−0.01	−0.01	−0.03	0.00
资本支出	0.17	0.01	0.01	0.01	0.01	0.01	0.03	0.00
筹资活动现金流量	1.54	1.41	1.18	0.84	1.68	0.20	0.12	0.01
现金净流量	0.20	0.77	1.17	0.52	1.25	0.00	0.00	0.00

资料来源:Wind。

第五节　期待中国版纳斯达克

除美国纳斯达克资本市场外，加拿大、英国、德国、法国、瑞典、奥地利、比利时、日本、韩国、以色列、澳大利亚等全球主要国家近年来已经通过制度安排或创新，建立了与研发型中小生物技术企业相适应的证券市场上市规则。这些证券市场可以是主板，如在澳大利亚、瑞士、以色列、瑞典、奥地利等国，也可以是二板或创业板，如美国、日本、韩国，或者两者兼有，如加拿大、英国和德国。也有因资本市场制度不完善而导致的中小企业创新发展缓慢的案例，如印度。2006 年，为了创新型、创业型、成长型中小微企业的发展，中关村科技园区非上市股份公司进入代办转让系统进行股份报价转让，称为"新三板"。新三板的出现，无疑是研发型中小生物技术企业一个极好的机会，也一度让医疗产业的投资人看到了早期投资的希望。

在我国，新三板的上市要求为：

(1)依法设立且存续满两年。有限责任公司按原账面净资产值折股整体变更为股份有限公司的，存续时间可以从有限责任公司成立之日起计算。

(2)业务明确，具有持续经营能力。

(3)公司治理机制健全，合法规范经营。

(4)股权明晰，股票发行和转让行为合法合规。

(5)主办券商推荐并持续督导。

(6)全国股份转让系统公司要求的其他条件。

今日新三板挂牌企业的数量已经超越沪深两市上市企业总和。作为一个包容性极强的市场，新三板已经拥有了像九鼎和中科招商这样的千亿级企业，也有很多充满潜力的互联网公司，其中中小微企业占比为 96%，民营企业达 97%，高新技术企业 77%。新三板超越沪深两市只用了不到三年时间，这是有原因的：新三板的设立本来就是我国多层次的资本市场建设的基石之一，作为用以与美国纳斯达克进行对比的市场，它的出现是为了解决数千万中小企业对于资本的巨大需求。

很多人将新三板类比为"中国版"的纳斯达克，两者确实有许多相似之处，比如都是为中小企业及科技型企业服务，产生目的是建立多元化资本市场等，但我们也应该看到，新三板目前的情况与纳斯达克成熟的市场相比，还有一些问题。

最大问题是新三板的流动性严重不足，这已经众所周知了。而反观纳斯达克市场，则远远高于此。此前新三板一直采用协议转让的交易制度，导致交易的发生条件苛刻，同时辅助的做市制也并未有效地增强相应股票的流动性，究其原因是因为目前新三板大量的增发库存股面临流动性危机，做市政策红利也被做市商滥用，在做市交易制度下，做市商的主要盈利本应为双向报价价差带来的交易收入，但是实际中往往演变成来自存量股权升值带来的资本利得，所以其做市动机将产生一定程度的扭曲，更倾向于抬升股价。

同时新三板的投资者筛选还是过于简单粗暴，对于自然人投资者，证券类资产达到500万元才能参与新三板投资，而这一门槛也令众多个人投资者望而却步。反观纳斯达克，前期完全不设门槛，即使是现在升级为交易所后其门槛也只是与纽交所差不多，依然面向大众开放。之所以纳斯达克能放开准入门槛，其实是监管方式在保驾护航。纳斯达克其实分为两个体制，一个是交易所，一个是交易商。交易所是一个需要统一门槛的场所，因此受到较为严厉的监管，而做市商先于公众承担风险，会自己对自己的金钱负责，因而监管也很宽松。

2018年3月以来新三板试行集合竞价交易的模式，其效果有待市场检验，但不管怎么样，这都是对于提高流动性，增进资本市场活跃度的改革。同时坊间流传已久的新三板即将开启精选层，新三板精选层有望效仿美国OTCBB直接转板NASDAQ，从而转板A股的可能性，这些积极的尝试都有利于提高中国多元化资本市场的能力，对于医疗产业企业来说，更为包容和鼓励，也同时让医疗产业投资人受益。

笔者一直认为决定医疗早期企业成败的关键是资本助力，这种资本助力不同于TMT等行业去烧投资人的钱，用补贴来培育市场抢占市场，而是一种对于科技创新的等待与鼓励，让创新型企业可以发挥工匠精神，"慢慢磨""十年磨一剑"，非常期待中国人能研发出第二个"青蒿素"。如果能让这些企业有充足的资金来耐得住时间等待，首先得让资本耐得住，打造中国版纳斯达克资本市场是唯一的解决办法，医疗类科技型企业自主创新能力提升是改变目前医疗困境的关键，达成"以资本之力助医疗变更"的目的。

第十五章

医疗创新是技术创新基础上的模式创新

第一节　医疗的本质是诊断和治疗

这是一个颠覆的时代,一个被称为"2.0"的时代,环顾我们的四周,衣、食、住、行都在发生着巨变。淘宝改变了人们的购物方式,滴滴改变了人们的出行方式。唯独医疗好像没有什么变化:现在去医院看病,整体就医体验和20年前没有什么根本变化。互联网改变了我们的生活,却无法改变医疗,这听起来似乎让人感到匪夷所思。

医疗也在发生改变。2014年被称为"移动医疗"的元年,大批基于互联网技术的创新手段和服务被应用于医疗,目前我们去医院看病,可以提前在APP上挂号,挂号时基本可以同步确认就诊时间,同时各种医疗支付手段也应运而生,我们也可以在APP上实现支付,医药电商APP也使得我们在家就可以收到药品。看起来一切都顺理成章地在发生变化,医疗正在被互联网所改变着。很多人就认为医疗2.0时代来临了,互联网终将改变医疗的业态,这种情形下创业的、投资的、看热闹的都蜂拥而入,开创了移动医疗的"元年",诞生了近3 000个医疗 APP。

　　然而,在一片叫好声中,我们却发现了一个悖论——我们真的生病了去医院后发现没有什么变化,我们依然要花费很长的时间等待,就医体验在所谓的"2.0"时代没有发生变化。整个就医环节可以分为:挂号、就诊、检查、支付、取药。3 000个 APP 解决了前后4个环节,独独把"检查"这个环节给漏了,和其余4个环节比起来,检查环节可是最耗费时间和体验最差的环节。例如:去超声科预约超声检查,在绝大部分大医院里 B 超检查可不是当天就可以做的,患者得先预约,可能5天后再到超声科人山人海的队伍中排队,耗费半天时间完成 B 超检查。拿着这些花费了巨大的时间与精力换回的检查报告,而医生依然是用不超过2分钟的时间完成了诊断和结论。其实在互联网没有出现之前,这5个环节中检查环节本来就是最花时间的,3 000个 APP 并没有能解决检查的问题,因此我们的医疗体验依然没有质的提升。

第二节　医疗的创新建立在技术创新上

　　医疗的改革只靠模式创新是不够的,模式创新一定是建立在技术创新基础上。幸运的是,这是一个变革的时代,各种检查数据的获得途径也在变革中,目前不断有各种家用检查设备的出现,使得检查环节得以改善,便携式医疗设备、可穿戴医疗设备的发展将改变传统的就医检查环节,进而改变整个就医体验。更进一步,医生的诊断来源于这些检查报告,等报告可以获得的时候,也许我们可以借助医疗机器人来实现诊断了。例如,2016 年5月美国和加拿大的部分医疗机构已经使用 IBM 医疗机器人"沃森"进行诊断和治疗方案的提供,在这之后的几年,临床决策支持系统(CDSS)得到了快速发展,越来越多的诊疗决策正被 AI 所改变。

　　如果不解决核心问题的技术,就不足以开创一个新时代。而不能解决医疗核心问题的技术,不足以驱动医疗2.0。所以"医疗2.0"不是互联网＋医疗,而是技术创新带来的模式创新,只有在此基础上,技术革命带来的医疗模式的改变,我们才能真正进入医疗 2.0 时代,也许真的不用太久。

第三节　案例分析

医疗的本质是诊断和治疗,单纯的模式改变,并不能真正改变医疗。医疗的创新是建立在技术创新上,只有技术上的创新才可以产生新的医疗模式,从而带来巨大的变革。我们以乳腺癌筛查为例,进行详细的解析。

乳腺癌指的是乳腺细胞不可控制地生长,指的是来自乳腺内细胞的恶性肿瘤。乳腺并不是人生命活动的重要器官,原位乳腺癌并不致命,但由于乳腺癌细胞间连接松散,容易脱落,随血液或者淋巴液扩散全身,形成转移,危及生命。目前女性罹患乳腺癌的概率为男性的 100 倍,这也是女性最常见的恶性肿瘤之一,被誉为女性健康的第一"杀手"。我国乳腺癌的发病率占全身各种恶性肿瘤的 7%~10%,发病的高峰年龄段为 45~50 岁,较欧美地区提前了 10 年。粗率估计我国每年有 7 万女性死于乳腺癌,死亡率为 9.5%,为欧美地区的两倍,乳腺癌的发病率为 42.55/10 万,并保持着 3%~4% 的增长率,高于全球增长率的两倍(数据来源:2015 年中国癌症数据统计)。乳腺癌筛查是指通过有效、简便、经济的乳腺检查措施,对无症状妇女开展筛查,以实现早发现、早诊断以及早治疗。最终目的是要降低人群乳腺癌的死亡率。我国现阶段的群体普查如国家卫生部启动的"两癌"筛查工程,一般采用的方式为超声检查。国家卫生部启动"两癌"筛查工程,即在城镇社区与农村地区适龄女性开展乳腺癌与宫颈癌的早期免费筛查工作,预计受惠女性达到 600 万。

然而,"两癌筛查"无法推广,最大的问题在于:需要筛查的女性人数过多,超声科医生不足。根据国家癌症中心和卫生部疾病预防控制中心的统计,目前我国大约有 47 万乳腺癌患者,其中城市妇女乳腺癌的发病率高于农村地区妇女乳腺癌的发病率。据国家统计局统计,我国 35~64 岁女性总人数20 642.54万人次,其中发病高峰段 45 岁~50 岁女性人口数为 4 156.144 2万人次;高危人群占比约为

适龄女性人数的 $25\%\sim30\%$，约6 000万人。而我国超声科医生只有十几万人，超声科患者人满为患，根本没有能力去解决乳腺癌筛查。

某公司推出了全自动超声成像系统，成功地解决了这一矛盾。使用计算机控制的全自动乳腺超声扫描方式取代传统的手持式扫描，由此提高图像质量和实现图像的标准化，减少对操作人员专业经验和水平的依赖，从而提高了早期筛查的检出率和准确率；当采用计算机控制的机械手取代人手进行自动扫描时，由于超声探头的宽度尺寸有限，根据乳房的大小，检查整个乳房一般要分 2 到 3 组进行扫描。全乳房扫描的结果是多组 2 维系列图像。每组扫描采集的图像多达 300 多张，形成海量的数据。同时，该公司开发了 3D 乳腺超声控制及成像软件和计算机乳腺癌诊断辅助系统。这个系统可以对采集的图像数据进行自动分析。

针对 2 亿需要进行乳腺癌筛查的女性，只需护士使用全自动乳腺超声进行标准化操作，全程不需超声科医生参与。后续的诊断辅助系统，可以快速进行自动的图像分析，剔除 95% 的阴性结果，只有 5% 的阳性数据需要提交给超声科医生进行确诊，大大减少了超声科医生的工作量。我们认为，只有通过这样的技术创新，才会带来医疗模式的创新，真正地促进医疗变革。

第十六章

积极发挥政府的引导作用

第一节 政府应加大对于医疗产业的投入

从国际比较看,美国的医疗投入占 GDP 百分比长年维持在 17％以上,而中国虽然在逐年增大医疗投入(见图 16－1),到 2013 年约 5.6％,但还不到美国的 1/3。2014 年,美国医疗支出占 GDP 的比例为 17.5％,医疗支出费用是 3 万亿美元,我国医疗支出占 GDP 的比例仍基本维持在 5.5％。折算来看,美国 3 亿多人口花掉了 20 万亿元人民币的医疗费用,而我国 14 亿人口却只花费了 4 万亿元(见图 16－2)。中国卫生医疗总支出 GDP 占比排名全球 100 名开外(见表 16－1),远少于日本的 10.2％,甚至不如韩国的 7.4％。

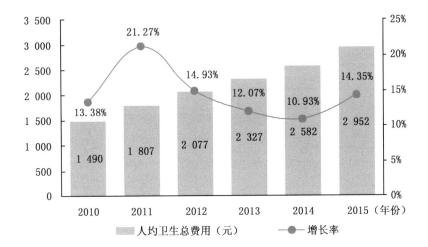

资料来源:公开资料整理。

图 16－1　我国卫生总费用及其增长率

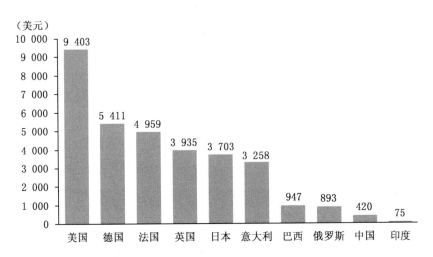

资料来源:公开资料整理。

图 16－2　世界各国人均医疗卫生费用对比

表 16－1　　　世界银行发布的全球各国医疗总支出占 GDP 百分比(％)

百分比排名	国家名称	2010 年	2011 年	2012 年	2013 年
1	图瓦卢	16.8	18.5	15	19.7
2	美国	17.1	17.1	17	17.1

百分比排名	国家名称	2010 年	2011 年	2012 年	2013 年
3	马绍尔群岛共和国	16	16	15.6	16.5
4	荷兰	12.1	12.1	12.7	12.9
5	密克罗尼西亚联邦	13.8	13.7	12.8	12.6
117	土耳其	5.6	5.3	5.4	5.6
118	阿塞拜疆	5.3	5	5.4	5.6
119	中国	5	5.1	5.4	5.6
120	几内亚比绍	7	6	6.2	5.5
121	博茨瓦纳	5.6	5.2	5.5	5.4

资料来源:公开资料整理。

从全国范围看,我国政府对医疗卫生投入占医院收入的权重呈下降趋势。2010～2013 年的 3 年间,我国政府医疗卫生的投入只占医院总开支的 5％～7％,整体医疗卫生投入水平尚不及泰国、印度、墨西哥等国家。这几年,大部分公立三甲医院只有 5％的收入来自政府补贴。

其次是医疗资源分布失衡,医疗服务的社会公平性差。中国有一个特有现象,医疗资源分配不均,最好的资源,包括人员、资金、设备都在大城市大医院。具体到不同地区、不同级医院以及城乡之间更是很不平衡,医疗的投入主要流向省市级大医院(3 级、2 级医院),而政府对乡镇卫生院的投入相对甚少,特别是乡镇卫生院。优质医疗卫生资源的相对和绝对不足是我国长期存在的主要问题。以往以加重医务人员的工作负荷和损及广大群众的切身利益为代价的整改模式,难以长期和可持续发展。

第二节　避免计划经济时代的指令性手段

医改的方向及策略不清,三明模式等违背市场规律的政策只适合计划经济的年代,目前各个地方试行表面上改善了医保账户,但实质上忘却了医疗产业是应该让国民有更好的医疗保障,而不是考虑账户余额的短时间改善,本末倒置。

一、案例分析:被逼出来的三明医改

由于三明市经济欠发达,财政困难,改革前医保基金已收不抵支。三明市人口不足 300 万,但与很多老工业基地一样,本地年轻劳动力大量迁出,政府还必须担负大量离退休国企员工的社会保障任务。随着老年化社会进程加快,退休职工越来越多,医保基金的压力越来越大。不断攀升的医疗费用成为压在三明市政府身上的一座大山。据三明市社保部门公开的数据,2011 年该市医疗机构药品占比(即药品收入占医院总收入的百分比)已逼近 49%,存在严重的"以药养医"。医疗领域腐败不断,在三明市实施医改前,已有多名院长因贪污腐败连续被抓。虽然三明市不在医改试点城市之列,但三明市的现状逼得不得不改革。三明市委、市政府决定从 2012 年 2 月开始,自行在全市范围内推进 22 家公立医院的整体改革。

二、争议不断,难以推广

当前医疗市场的痼疾,如审批制导致的市场垄断、医生无法自由执业、医疗服务价格低等问题并未被真正触及,往往很难持续。

第一,三明医改被认为是由政府强力推动的行政化改革,鲜有市场机制,面临部分药品无药可配的窘境。虽然三明市取得了阶段性成果,但很难复制到其他地方。因为三明市行政命令限定药品招标采购和医生用药,过度挤压药品流通环节,以至于尽管提高了配送费用,但药商仍不可避免地绕开三明市场,造成药品无药可配的窘境。事实证明单一降价会导致质量及服务的丧失。

第二,三明模式把原先三保合一及各政府部门打通,是典型的统筹行政措施。我们知道我国施行的三类医保针对不同的受众和需求,三保合一的结果是让区域内的民众无从选择,单一体制提供的医疗服务也一定是单一的,这里没有考虑居民需求的多元化,放在相对单一的三明市可能短时还能应付,但是设想如果这一模式照搬到上海市这样的多元化区域将是无法想象的!

降价和统筹是典型的计划经济时期的手段,是在供给十分匮乏的情况下为了

129

保证大多数群体生存权的极端手段,而目前我们是供给富足甚至过剩的年代,政策性的抑制供给与多元的需求间是不可调和的矛盾,这样的错配是极其荒谬的。本书依然会在附录一详细阐述这方面的观点。

第三节　遵循劳务价值理论鼓励研发与创新

根据劳务价值理论(附录二),政府应该鼓励研发和创新,而不是压缩劳务价值,让企业没有利润去做研发创新及专业化推广。中国的医疗创新唯有给予创新类企业足够的利润空间才是良性循环,而不是为了一时的控费及医保账户的盈余。政府推进医改时,应本着"补偿成本、合理盈利、反映供求"的基本原则。

在全面核定管理药品价格的基础上,可适当提高临床必需的廉价药品价格;对于符合国家鼓励扶持发展政策且具有明显不同质量标准的药品,可以依据按质论价的原则,实行有差别的价格政策;除了国家基本药物、国家基本医疗保障用药、生产经营具有垄断性的特殊药品等,其他药品应实行市场调节价;并逐步降低政府指导价药品流通差价率水平,保持药品之间合理差价或比价关系。这些对于相当多本身产品定价不高、生产质量较好、研发创新能力较强的生产厂家而言,其产品出厂价格没有太大降低的空间,因而合理利润空间不会受到挤压。

在改革医疗服务定价方式时,应提高体现技术和劳务价值的医疗服务价格,如临床诊疗、护理、手术等,有利于调动广大医务工作者的积极性,缓解药品与医疗服务价格倒挂的结构性矛盾。另外,按照医疗服务的层次实行差别定价,一方面有利于将过于集中在大中型医院的患者合理分流,另一方面也给民营医疗服务行业发展带来新的契机。

最重要的是,用价格杠杆鼓励促进医药生产企业研发创新,在合理审核药品成本基础上,根据药品创新程度,对销售利润实行差别控制,而不是为了一时药品的控费而过度压缩创新类企业的利润空间,导致企业无法实行创新研发和专业学术推广,日后只能进口药品,形成恶性循环。特别是允许创新程度较高的药品在合理期限内保持较高销售利润率,促进企业研制开发创新药品。这可以明确对首先仿制药品的定价优惠措施,鼓励首仿,限制盲目过度仿制,引导仿制药品有序生产和竞争。对今后国内首先仿制上市的药品,价格可参照被仿制药品价格。

从目前的政策方向来看,鼓励新药研发也正是政策主基调,回溯至 2015 年 8 月颁布的国务院"44 号文",明确了药品医疗器械审评审批改革的 12 项任务,其中就有解决注册积压、推进一致性评价、MAH(药品上市许可持有人制度)试点、临床急需药品加快审批的内容。另外,医药流通方面亦有多项重磅政策出台,包括"两票制"、国务院"13 号文"、医药电商资质取消等。以"营改增＋两票制＋流通整治"的方案打击医药流通中存在的过票倒票等灰色行为,提升行业的透明度。同时,放大优质企业自身优势,进行行业并购,推进行业集中度提升。逐步破除医药领域存在的不合理现象,强化监管,促进行业持续向好发展。并通过简化流程,引入进口新药,同时完善新药创新产业链基础设施,提升国内药企研发创新的积极性。

第四节　学习国外,推行医疗体制改革

关于医疗体制改革,100 个人会有 100 条建议,笔者在附录一"二重属性不可分割理论"中分析了目前存在的问题,并提出了对于医改的宏观建设性意见。在本节中更多的是从医疗体系四个组成部分的具体发展角度相对微观地来分析及论述。

一、美国医疗体制概述

美国医疗保险制度始于 20 世纪 30 年代的私人、非营利性保险计划。到 40 年代早期,有 60％的健康保险市场为非营利性保险计划所经营,是早期美国医疗保险制度的主要形式。受国家政策、社会因素等影响,20 世纪 50 年代是医疗保险在美国发展最显著的阶段,商业保险公司发展增加了对非营利性私营组织的竞争压力,出现譬如缺乏人文关怀、公平性等弊端。1965 年美国国会通过了《社会

保障法》，联邦医疗保险照顾计划（Medicare）和联邦医疗保险救助计划（Medi-caid）被批准纳入社会保障体系，用于帮助老人和无力承担医疗费用的贫困人群。随着时间推移，医保开支迅速加重政府财政负担。在里根执政的 20 世纪 80 年代，美国医保制度进入全面收缩状态。对于医保开支实施预算支付制度（DRGs/PPS），限制了每个病例费用的支出，减缓了医疗费用的增长。2010 年奥巴马通过联邦医改法案，扩大了医疗保险救助计划的覆盖面，实现了 95％ 的医保覆盖率。并加强监管，遏制过度医疗，并向精英阶层征收高税来补贴医保支出。奥巴马医改同时触动多方利益，遭受强大阻力。

目前美国的医疗保险制度大体可以分为公共医疗保险和私人医疗保险两大类型。美国的公共医疗保险制度主要包括以下项目：联邦医疗保险照顾计划（Medicare）、联邦医疗保险救助计划（Medicaid）、儿童健康保险（CHIP）和其他保险（军人健康保险、印第安人健康保险）。其中 Medicare 和 Medicaid 是最重要也是惠及面最广的公共医疗保险。其中 Medicare 又可以分为住院保险、补充性医疗保险、医保优势计划和处方药计划。同时，美国的私人医疗保险制度非常发达，医疗保险公司提供的产品类型多样，很大程度上弥补了公共医疗保险计划对特定人群享受医疗服务的限制，80％ 以上美国人购买了私人医疗保险。

美国的私人医疗保险总体可以分为两大类：按服务收费式医疗保险（Fee for Service Plan）和管控型医疗保险（Managed Care）。按服务收费式医疗保险可以提供被保人任何时候去任何医院就医的权利，按项目后付费，但是保费较高。管控型医疗保险保费较为低廉，负担可赔付项目 80％ 到 100％ 的赔付比例，但同时对被保人使用的医疗服务和医疗费用都有限制，对被保人的就医流程有很强的干预能力。管控型医疗保险还会对医疗服务提供方的医疗行为进行控制，防止过度医疗。目前管控型医疗保险是美国大众普遍使用的医疗保险方式，同时也承担了患者分诊转诊的价格引导任务。在分转诊体系中，家庭医生制度起到了门户作用，患者在去综合或专科医院就诊前往往需要经过家庭医生诊断，并开具预诊报告，80％ 以上治疗是在家庭医生诊所完成的。

从 1984 年医改开始，美国医疗保险的支付方式逐步变更为疾病诊断相关分组预定额付费制（DRGs/PPS）。DRGs/PPS 是一种国际上被广泛认可的用于医疗保险付费的方式，根据患者性别、年龄、诊断、疾病程度、并发症、是否手术、住院天数及治疗结果等因素将患者分为 500～600 个诊断相关疾病群组。相同群组病人的全部诊疗费用按统一的标准支付，不与医院所提供的医疗服务项目和成本相关，有效控制医疗开支。同时美国有一套完整的评估体系来对患者在何时何地应该接受何种治疗进行评估。DRGs/PPS 支付方式的弊端也同样显著，医疗机构纷纷通过降低医疗质量获得更大收益。从 2006 年开始，美国的医疗付费方式逐渐向基于价值的补偿机制（VBR）过渡，商业保险责任制医疗组织（ACO）概念被提出，ACO 是由不同的医疗机构自愿组织起来的协同合作的总体。在保证医疗服务达到必要质量的同时，医疗支出低于预先设定的费用标准，ACO 可以拿到的经济嘉奖就越多。至 2015 年初，Medicare 的医疗费用支付已经有 20% 是基于 VBR 机制，而该机制在美国商业医疗保险中占比更是达到了 40%。

DRGs 主要适应于诊断明确、治疗方法相对一致、治疗程序相对稳定且住院时间较短的疾病。以康复医疗为例，康复医疗由于其住院时间长、治疗复杂且费用变动范围广等特殊性，在 DRGs 推广的前十年，康复医疗继续沿用按服务项目支付的后付费制。1984 年到 1997 年的十多年间，美国医保一边对急性病症住院医疗实行 DRGs 定额预付制，一边对康复住院医疗实行按服务项目支付的后付费制。这直接产生了两方面的结果：一方面综合性医院尽可能加快周转，将患者转入非急性病康复专科医疗机构；另一方面，由于康复医疗没有实施控费措施，各医疗机构有足够的动力大力开展急性期后的康复医疗。在当时，任何一家医疗机构只要有空床都会优先开展康复医疗，康复专业医疗机构和长期护理机构不断涌现。从 1985 年到 1995 年的十年间，Medicare 支付的康复医疗费用以每年 20% 的速度增长，迎来了美国康复医疗的黄金十年。在其他非急性医疗领域，费用增长更加迅猛，如居家康复医疗服务费每年以 24% 的速度增长。面对费用压力，1997 年美国政府命令在所有非急性医疗领域实施预付制，采用功能相关分组预付费制度（FRGs/PPS）。1984 年纽约州立大学医学院康复医学科，联合美国康复医学会和物理医学与康复学会创立美国康复医学统一数据系统（UDSMR）。研究者们选择最普通、最有用的功能测评项目确定恰当的分级评分法,使医务人员能用统一可信的方法来评定残疾的严重程度和患者功能改善情况。UDSMR 内容包括了患者性别、年龄、入院前生活情况、入院转诊来源、出院安置处所及医疗费用等,数据完整丰富,为 FRGs 的研究提供了可能。FRGs 与 DRGs 同属病例组分类方法,二者最显著的区别是 FRGs 以患者功能为单位计算定额,DRGs 以疾病诊断为单位计算定额。FRGs 的主要思路是根据《国际残损、残疾和残障分类》的标准将患者分类,再根据 UDSMR 的数据信息按患者的功能状况和年龄分为若干组,测算出每组每个分类级别的医疗费用标准,并结合住院天数确定费用定额,预先支付给康复医疗机构。实施 FRGs 后,康复医院平均住院时间限制在20 天左右,这促使康复医院采用最有效和经济的手段使患者功能得到恢复。

2015 年美国医疗服务总体开支达到 3 200 亿美元,占 GDP 比重 17.8%,而2016 年该占比约 19%。2016 年美国联邦财政支出中政府医保 Medicare 和 Medicaid 占比接近 30%。20 世纪 80 年代后,美国的医疗开支呈现飙升姿态,与世界其他先进医疗体系的开支水平迅速拉开距离,已经给美国的整体经济造成巨大压力。美国的医疗体制从绩效上看不算最佳(见图 16-3),同时美国医疗模式将不可避免地带来医疗开支的快速上升,给国家财政造成巨大压力。但不可否认的是,美国是众多先进医疗国家中人口最多的一个,所以从现实角度分析,目前美国的医疗体制仍然是多元化人口大国医疗体制改革的主要范本。

二、日本医疗体制概述

第二次世界大战后全新的美国公共卫生思想流入日本,强调了国家在社会保障中的责任和作用。1948 年日本制定了《医疗法》和《医师法》,规定民间可以自由开设医院,但必须是非营利性机构。医疗服务由国家保险机构购买,所以国家对公立医院不提供资金,开设者必须自己筹资,按时纳税,承担破产风险。患者可以自由选择医院,就医不受限制。1961 年成立了社会保险厅,所有国民均加入医疗保险,完成了全民保险制度。20 世纪 60 年代,日本经济进入高速增长阶段,为医疗保障打下了良好财政基础。1973 年,日本进入"福祉元年",建立免费的老年医疗制度。随后经济危机爆发,财政负担加剧,日本于 1982 年制定了《老年保健

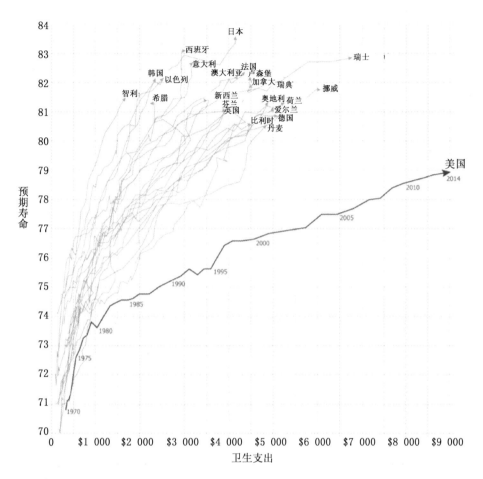

资料来源：OurWorldinData.org、华医资本。

图 16－3　国际先进医疗体系历年平均寿命和医疗支出对比

法》,希望通过加强保健干预降低老年慢性病发病率,进而减少医疗总费用。80
年代后,日本医疗需求剧增,医疗资源出现不足,日本政府于1985年对《医疗法》
进行了第一次修改,明确了三级医疗圈,保障基层医疗服务。1992年第二次修改
《医疗法》,将各医疗机构功能进行详细分工体系化,设立了以医科大学附属医院
为主的"特定机能病院",提供高端技术医疗服务。同时成立老年医疗服务为主的
"疗养型病床群",提供老年康复护理服务。1997年《医疗法》第三次修改,扩充了
社区医院疗养病床的数量,设立地域医疗支援医院,规定必须接受社区医院的转
诊患者,支援社区医师的培训,打通双向转诊通道。2000年《医疗法》第四次修

改,在参考美国医疗付费模式的基础上推出疾病流程分组预付费制模式(DPC/PPS),提高医疗效率,限制过度医疗。同时设立厚生劳动省,设立 8 个厚生地方支局和 256 个社会保险所,形成了医疗计划和政策制定权、医院预算分配权统一的政府体制。

日本从 1985 年开始建设三级医疗圈。一级医疗圈原则上以市町村为单位,为居民提供便捷的门诊服务。二级医疗圈根据交通、人口密度、社会经济和患者流量等要素设立,其基干医院主要提供常规住院服务。三级医疗圈原则上以都道府县(日本国行政划分为 1 都、1 道、2 府和 43 县,相当于我国的省级行政单位)为单位设立区域中心医院,主要提供高精尖住院服务,除转诊外基本没有门诊服务。日本目前有数量众多的一级医疗机构,类似美国的家庭医生诊所,居民绝大多数诊疗是在其中完成的。在小诊所无法解决的疾病,会由医生开具介绍信(包括诊疗情况说明)将病患转诊至更高级别医院。在没有基层诊所开具介绍信的情况下,直接至大医院就诊将会被收取很高的额外费用。日本也正是通过这种价格引导机制,保证分级诊疗的贯彻落实,确保医疗资源能够被更加有效地利用。日本的每个县都至少设立一个国立医科大学,而且每个国立医科大学都拥有附属医院作为三级医疗机构,负责解决该县的疑难疾病问题。在日本国立医科大学附属医院就职的医生的平均工资远低于基层医院。但国家规定,国立医科大学附属医院的医生每周可以到基层医院出诊两天,通过出诊劳务费来补贴收入。同时国家还规定,留在附属医院任职的医生必须到基层医院轮转,这一体制保证了日本基层医院医生队伍的质量,这在日本被称为"公平医疗"。

日本是全民医保国家之一,日本的医疗保险分别隶属于两个系统:一是企业在职职工医疗保险,二是国民健康保险。在日本居住的国民以及外国人凡没有加入职工医疗保险者,都享有加入国民健康保险的权利。加入国民健康保险的居民在看病时,自己只需负担医药费的 30%,其余的 70% 由政府支付。企业在职职工按工资收入的一定比例缴纳医疗保险,一般是 8.2%,其中个人承担一半,企业承担一半。国民健康保险的缴纳与养老保险金的缴纳合并计算。基本医保支出对于日本国民来说并不形成较大经济负担。此外,个人还可以加入商业性医疗保险或地方性医疗保险,应付大病诊疗费用中国民健康保险不覆盖的部分。在日本,医疗机构必须首先向医疗保险组织提出申请,经医疗保险组织审核批准,取得资格后由保险组织与医疗机构签订合同才可以为被保险人提供医疗服务并实现医疗费用报销,模式与中国类似。在进入21世纪前,日本医疗保险付费是按照厚生劳动省中央社会保险医疗协议会制定的标准进行。经过周密的论证和精算,将各种治疗项目用分值标出,医疗机构每完成一个项目就获得一定分值,最后按一定时期内的总分向医疗保险组织结算费用。政府对各种医疗项目总共制定四种分数表,即甲分数表、乙分数表、牙科分数表和药房药品换算表。根据医院和诊所的规模和性质,决定实行哪种分数表。政府还经常根据物价因素和合理性等因素对项目进行调整。这种付费方式的优点是实际操作方便,适用范围广。缺点是给医疗机构提供了过度医疗的动机,为了控制过度医疗行为,频繁审查导致监管机构的行政成本高。

日本于2000年前后通过第四次医改明确实施:门诊费用沿袭按项目付费制度,住院费用引入以疾病流程分组预付费制(DPC/PPS)为依据,以每个住院床日为单位的定额支付方式。该付费模式从1998年开始导入,以参加的10所医院的3万多例住院患者的数据为基础,将13个主要诊断群包含的80%疾病分为270组,以其中适合定额支付的183组试行。于2001年4月扩大到15个主要诊断群,532组疾病,其中适合定额支付方式的疾病扩大到267组。总共65所国立医院参与。2003年4月,在82家特定机能医院(类似于我国的三甲医院)逐步实施了以DPC为基础的医疗费用定额支付方式,包含16个主要诊断群,1 860组疾病。DPC与DRG很大的一个区别在于,DRG按照一次住院的费用来支付,而DPC按照一个住院床日费用来支付。DPC的实施对象包括特定机能医院、慢性病康复医院以及其他试点医院的一般病床住院患者。至2013年,日本已有超过1 500家医院实施了DPC与项目付费结合的住院付费方式,涵盖的疾病达到2 927组。日本的医保支付改革对于过度医疗行为起到了有效的控制作用。同时该支付方式的先进性体现在,引入医疗机构差别系数,将各医疗机构之间规模、技术和管理水平的差距纳入付费考量。

2005 年日本的医疗保健支出在 GDP 占比为 8.1%,在 35 个经合组织成员国中位列第 17。随着老龄化进程加快,医疗和护理费用的增长将难以避免。2015 年,日本人口首次下降,根据日本 6 月底公布的最新调查,日本人口中 0～14 岁人口占比仅为 12.7%,为历来最低。65 岁以上人口占比 26.7%,为全球最高。由经合组织 2016 年公布的数据显示,2015 年日本的医疗保健支出接近 56 万亿日元,在 GDP 占比 11.2%。在经合组织成员国中,这一占比仅次于美国和瑞士,位居第三。低于医疗费用高昂的美国,但却高于"福祉国家"法国和瑞典。除了统计方法调整带来的数据变动,日本的医疗费和护理费大幅增长的主要原因是老龄化进程加快。

三、英国医疗体制概述

英国全民免费医疗体系的正式说法是"国民健康服务"(National Health Service,NHS)。由于英国是这一模式的首创者,因此这一模式在全世界又被称为"NHS 模式"。英国的 NHS 体系建立于 1948 年,是当时全世界最大的政府办医疗卫生服务体系,服务范围涵盖了从预防到康复、从孕检到临终护理的各类医疗保健服务。所有英国合法居民都有权基本上免费享受 NHS 的服务。在 20 世纪 80 年代之前,英国政府在医疗领域扮演两类角色:(1)筹资者与购买者,即政府直接从税收中为医疗筹资并负责为民众购买医疗服务,而民众在纳税后可以基本上享受免费医疗。(2)医疗服务提供者,即政府直接兴办并运营公立医疗机构为民众提供医疗服务。这种公共部门集医疗筹资者、购买者和服务提供者三种角色于一身的制度构架,在国际卫生政策文献中被称为"公共集成模式"。这一模式导致英国的医疗卫生部门具有计划经济或命令经济的特征,也不可避免地带来服务低劣、浪费惊人的计划经济弊端。受石油危机影响,撒切尔政府实行财政紧缩,NHS 出现预算不足。对此,撒切尔政府提出用市场竞争改善 NHS 绩效。1991 年,NHS 内部市场改革正式开始。英国专门建立了法人化的公立机构,负责代表民众向医护人员和医疗机构购买服务。公立医疗机构也走向法人化,不再是政府的预算单位。这种全新的体制,在学术上被称为"内部市场制",亦即政府在维持公共部门整体组织构架不变的情况下,在其内部模拟市场机制。2013 年行政改革之前,10 个战略性卫生行政部门和由其监督的 100 多家初级诊疗信托一直负责医疗服务的规划和购买。改革后,取而代之的是 211 个地方临床执业联盟和国家层面的机构英格兰 NHS。同时新一轮改革中要求 NHS 所有医院通过整改取得基金会地位,新型医院在管理、财务上有更多自主权,而且可以支配结余资金用于提高服务质量。放宽了对于医疗服务的直接管制,鼓励私立医院与公立医院进行竞争。

英国 NHS 实行分级诊疗制度,由三个层级的诊疗体系构成。一级诊疗由全科医生和家庭诊所提供。主要针对常见病、吸毒酗酒和轻微病症人群。据统计,英国 90％的病患在初级诊疗阶段可以被治愈,NHS 的绝大部分资金也被用于这部分。目前英国有 36 000 名全科医生,其中 75％是自由执业医生。他们合伙或者自营诊所,自负盈亏,为患者提供初级医疗服务以及介绍患者转诊至综合医院,在 NHS 体系中起到了"守门人"的作用,在英国近 99％的居民有自己指定就诊的全科医生。另外 25％的全科医生受雇于 NHS,由 NHS 分派至诊所工作。二级诊疗服务由地区性综合医院提供,医院的规模根据地区人口密度确定,主要针对初级诊疗难以治愈的重症、急症患者,提供专业的医护和手术服务。综合医院医生根据全科医生的转诊单了解患者病情,在患者出院时再与全科医生对接,完成双向转诊。每所地区综合医院为 15 万～20 万居民提供医疗服务。三级诊疗服务由专科医院和教学医院提供,这个层级的医院接受二级机构转诊来的病患,主要解决专科领域的疑难医疗问题,比如癌症。

在撒切尔政府时代,英国 NHS 付费方机构为"全科医生基金持有者"。布莱尔执政时期,这一机构改为"初级诊疗信托"。到了保守党－自由党联合执政时期,这一机构又改为地方临床执业联盟。在每个医疗付费机构之间充分地引入竞争机制,这种机制相当于在公立医疗保险支付机构中建立类似商业保险的运作模式。这一机制能增强支付机构的监管动机,在有限的预算内获得更高的医疗效率。同时,英国 NHS 实施类似于美国的疾病诊断相关分组预定额付费制(DRGs/PPS)。

2016 年英国医疗总开支 2 520 亿美元,在当年 GDP 占比 10％。90％医疗开支由政府承担。伴随人口老龄化态势,医疗开支上升,曾经享誉全球的 NHS 医疗体系也逐渐暴露出了各种问题。医疗开支增长速度超过国家经济发展增速,给国家财政造成巨大负担。英国政府近年来实行财政缩减计划,NHS 支出也大幅缩水,这直接造成医疗从业人员待遇降低,医疗服务质量下降的现状。2016 年 4 月,英国全民医疗保健系统历史上首次全科医生全员在英格兰罢工,NHS 被迫采取了军事级别的应急救助服务计划,包括推迟一万多场手术,取消医生假期等。同时英国医疗机构的急诊候诊时长和就诊预约时长也饱受诟病。

四、国际先进医疗体制小结

通过对以上三个具有代表性的先进医疗体系加以分析,我们可以看出全球医疗体制走向的一些明显趋势。国家级医疗体系可以拆解为四个组成部分:(1)筹资方,即为医疗体系开支筹集资金的机构;(2)服务提供方,即医疗体系内的各级医疗服务机构;(3)服务支付方,即规划和执行医保付费的机构;(4)服务接受方,即享受医疗服务的民众。

首先,从筹资方分析,全球的医疗体系中筹资方大体可以分为两类。一是政府或者公权力部门,二是营利性或非营利性的商业保险机构。如美国,30％左右的医疗开支由联邦政府通过 Medicare 和 Medicaid 计划支出,资金来源为联邦财政收入。而其余 70％左右的医疗开支来源于商业保险计划。商业保险计划自负盈亏的属性和国家对于商业保险计划较弱的干预能力很大程度上推高了美国的医疗开支。日本和英国医疗体系的筹资方则为国家政府,英国推行免费医疗政策,90％以上的医疗开支都来自政府财政支出。而日本医疗体系的主要资金来源是日本的全民强制性医疗保险体系。以国家政府为筹资方的医疗体系弊端在于,医疗开支给财政预算带来很大负担,英国和日本的医疗开支在 GDP 中占比分别达到了 10％和 11％。即便有发达的国家经济背景作为支撑,人口老龄化趋势带来的全球医疗开支上涨已经成为日本和英国等“福利国家”难以承受之重。其后果便是医疗福利缩减带来的医疗从业人员待遇下降和医疗服务质量的整体下降。从全球角度观察,医疗进步带来的人口老龄化趋势和社会进步带来的民众医疗意识增强正不断推高全球医疗开支,医疗开支的上涨和医疗筹资方的压力已经成为各个医疗体系都不可避免的一个全球性问题,而由政府筹资以及高福利国家的医疗体系将首当其冲受到影响。

其次,从医疗服务提供方来看,全球的趋势可以归纳成一句话,即通过建立完整的分级诊疗体系将医疗资源利用到极致,避免医疗资源的浪费。美国和英国都建立了成熟的"守门人"制度,基层全科医生首诊,重症或疑难症向大型医院转诊,建立了高效的双向转诊体系。日本和英国都构建了相似的三级医疗圈。社区医疗机构首诊,解决80%～90%的病患需求。剩余病患转诊至综合医院接受治疗和住院服务,疑难症患者可以转诊到专科医院和教学医院接受高精尖医疗服务。医保付费机构通过价格引导,保证分转诊体系的稳步运行。

再次,目前全球各先进医疗体系持续在医保支付方面展开探索。医疗支付可从以下两个方面加以观察:(1)医疗支付机构;(2)医疗支付手段。目前全球范围内,医疗支付机构的形式存在多种理念并行的状态。以美国为代表的商业保险机构支付体系,出于市场经济激励和其本身的营利属性,对于民众就医流程的把控非常成熟,进而形成了一套严密而合理的服务监管体系。英国通过在 NHS 体系中引入数量众多的初级诊疗信托机构或地方临床执业联盟作为主要支付方,形成内部竞争机制,利用市场经济激励医疗服务支付方对于民众就医流程形成有效的把控和监管。日本设立 8 个厚生地方支局和 256 个社会保险所,形成了医疗计划和政策制定权、医院预算分配权统一的政府体制,这一形式不可避免地带来较大的行政管理成本。从支付手段上看,美国经历了从按项目后付费到疾病诊断相关分组预付费(DRGs/PPS),再到基于价值补偿机制(VBR)的医保付费方式改革。从 20 世纪 80 年代开始的医疗保险控费需求催生了疾病诊断相关分组预付费。该付费制度限定相似病种的付费额度,有效控制了医疗开支,却导致了医疗服务质量的显著下降。美国医疗体系进而转向基于价值补偿机制的付费手段,从而通过制度手段激励医疗机构提供合理高效的医疗服务。日本于 1998 年开始导入与美国类似的医疗支付手段,引入疾病流程分组预付费制度与项目付费相结合的独特付费方式。该付费方式的算法中包含医疗机构系数,将医疗机构评价纳入付费指标中,激励医疗机构提供高效服务。英国也已建立完善了与美国类似的疾病诊断相关分组预付费制度。医疗控费和医疗流程监管是现今医保支付体制的核心思路,而如何在合理控制医疗费用的基础上提供保质保量的医疗服务是当前众多先进医疗体系正在不断探索的命题。

最后,从医疗服务接受方,即民众的角度观察。日本和英国很早就实现了医疗保险的全民覆盖,尤其英国民众医疗支出极低,基本享受全民免费医疗。但是随着总体医疗开支的迅速上升,政府也开始逐步考虑福利缩减计划,医疗服务质量的下降难以避免。美国历来实行以商业保险为主的保险政策,民众医疗保险支出始终处于世界前列。2010年后,通过奥巴马政府的医改政策,美国首次实现了医疗保险95%以上的覆盖率,但同时美国的政府医保也给联邦财政带来了极大负担。医保的全民覆盖,提高民众生存质量,提高整体生产力,从国家经济长远角度考虑是必行之策。但同时,这一举措对于国家财政,尤其是发展中国家财政是一个严峻考验。

五、我国医疗体制现状和政策走向建议

从我国医改进程来看,我国医疗体制改革的主要范本是日本和美国。欧洲的医疗体制对于本国国民福利的要求极高,与我国当下国情不符。日本与我国有相近的医保体制,而美国的医改经验更适用于人口大国。

首先,从筹资方进行分析。我国与日本类似,由政府作为医疗体系中的筹资主体,由强制性的全民医保账户支付主要的医疗费用。我国基本医疗保险由三大块组成:城镇居民基本医疗保险、城镇职工基本医疗保险和新型农村合作医疗。以上三大基本医疗保险与补充医疗保险、大病医疗保险以及离退休干部医疗保险共同组成我国的公立医疗保险体系。目前我国的商业保险体系尚处于初级阶段,仍然以重疾险为主。2016年中国医疗卫生总开支达到4.6万亿元,在当年GDP占比达到6.2%。同年,中国财政卫生费用占财政支出比重达到7.0%。2008年至2015年,我国卫生费用从1.45万亿元增长到4万亿元,年均增幅达16%。中国目前已经完成全民医疗保险覆盖,这一举措无疑会极大地增加医保基金的负担。2015年,由华中科技大学编纂的《中国医疗卫生事业发展报告2014》发布。该团队在报告中,对国家部委和研究机构编纂的统计年鉴中的数据进行测算。结

果指出,我国医保基金赤字在即,2024 年医保基金赤字将超过 7 000 亿元。从全球先进医疗体系的发展进程可知,人口老龄化和医疗意识增强带来的医疗开支快速上涨已经成为各医疗体系无法回避的趋势。近年我国政府医保控费政策不断发布,取消药品加成,限用高值耗材,医院控费压力空前巨大。在积极控费的同时,大力发展商业保险作为筹资方,提高医保账户筹资比例等都是未来国家可能采取的政策方向。

其次,从医疗服务提供方来看。我国大力推行分级诊疗制度,同时学习美国,积极推行家庭医生签约制度。至今收效并不明显,其原因可以归结为基层医疗建设不足和价格引导力度较低。分级诊疗政策推行虽然缓慢,但该政策的意义却是极其深远,是目前世界上所有先进医疗体系确保医疗资源高效利用的核心思路。所以我国政府必然会坚定且不遗余力地推进这一体制进程。另外,我国还积极鼓励民营医院建设。2015 年,我国民营医院数量首次超过公立医院。2016 年,我国民营医院数量达到 16 004 家,占比 55%。近年我国政府还接连出台政策,推动 10 类独立设置医疗机构的兴办,并公布管理规范鼓励社会资本参与。

再次,从医保支付角度分析,我国以国家医疗保险管理机构为主要的支付方。我国现行的医保支付方式仍然是依据项目总额后付费制度。与此同时,我国在探索有效控费的支付方式上不断进行尝试,先后实行了设置起付线、设置支付上限以及在多个城市试点总额预付费制度,但效果并不理想。从世界众多先进医疗体系的改革经验来看,美国的疾病诊断相关分组预付费制度(DRGs/PPS)应该是中国医保支付改革的必经之路。从美国和日本支付改革进程分析,经过 5 年左右的推广期,支付方式的应用就可以初见成效。从历史角度观察,目前我国医疗开支的 GDP 占比于 2016 年已经达到 6.2%。日本和美国推行医保支付改革的时间节点分别为 1998 年和 1984 年,当年两国医疗开支的 GDP 占比分别为 6.6% 和9.3%。近年我国经济增长放缓,实体经济衰退,对医疗保障的支撑力变弱,对于医保控费的需求凸显,这一点可以从近两年我国频出的控费政策上得到印证。考虑不同国家经济实力对医疗开支的支撑作用和世界先进医疗体系的发展进程,目前我国已经达到医保支付改革的节点。2017 年 6 月 20 日,国务院办公厅发布

《关于进一步深化基本医疗保险支付方式改革的指导意见》(下称《意见》),其中有几点值得注意。《意见》强调实行多元复合式医保支付方式,针对不同医疗服务特点,推进医保支付方式分类改革。对住院医疗服务,主要按病种,按疾病诊断相关分组付费,长期、慢性病住院医疗服务可按床日付费。对基层医疗服务,可按人口付费。对不宜打包付费的复杂病例和门诊费用,可按项目付费。开展按疾病诊断相关分组付费试点,探索建立按疾病诊断相关分组付费体系。2017 年 9 月底前制定具体改革实施方案。人力资源和社会保障部、国家卫计委会同财务部、国家中医药局成立按疾病诊断相关分组付费试点工作组,2017 年选择部分地区开展按疾病诊断相关分组付费试点,并加强技术指导。2017 年底,安徽、山西等多个省份陆续出台按病种付费政策。进入 2018 年,广西、浙江、四川、河南等多个省份密集发布扩大按病种收费范围的通知。全国近 2/3 的省份已经正式试点实施按病种收费。以江苏政策为例,到 2018 年江苏各设区市按病种付费数达 150 种以上。2018 年 2 月 27 日,人社部公布了医疗保险按病种付费病种推荐目录,130 种疾病被列入目录。按照要求,各地应确定不少于 100 个病种开展按病种付费。

美国的疾病诊断相关分组预付费制度从 1984 年推广开始,经历了 20 多年实践,直到 2006 年才开始逐步向基于价值补偿机制(VBR)的付费模式转变。可以预期,我国在未来相当长的一段时间内将会实践以按病种付费制度为主要支付方式的多元付费制度。同时,这一医保付费制度将不可避免地带来医疗质量下降问题。从世界各医疗体系经验来看,有效地激励支付机构对于医疗流程的把控和监管能力也是中国亟待解决的问题。引入商业保险是中国的一个可选项,但目前中国的商业医疗保险体系极不成熟,商业保险机构缺乏对患者就医流程的费用管控、引导和干预。这直接导致多数报销型商业医疗保险无法保证续保,直接影响了商业医疗保险对国家基本医保的替代进程。

第十七章

让资本成为助推医疗变革的力量

第一节　医疗产业股权投资迎来百花齐放的繁荣时局

2016 年医疗健康领域股权投资总额约为 230 亿元,并购投资总额为约 1 300 亿元,总计超过 1 500 亿元,2017 年医疗健康股权投资总额约 300 亿元。从 2015 年末到 2030 年,医健行业投资进入"黄金 15 年"的高速发展阶段,在经过了 2016 年的预热后将在近几年全面开花。

(1)政府、上市公司和众多金融机构涌入医疗健康行业,大规模政府产业基金进场意味着国家队对于股权投资的全面进入,对于 8.7 万亿元规模的股权投资基金来说,资金层面的推动是前所未有的;一二级市场的价差是上市公司开展股权投资和并购的强劲动力,笔者曾联合券商进行上市公司调研,结果显示有超半数的上市公司都有配置医疗健康资产的意愿,随着 IPO 规则的不断规范以及利好生物医药的 IPO 规则出台,众多涌入医疗健康投资阵营的上市公司正成为一股巨大的力量;金融机构于 2015 年下半年就已经试水医疗健康行业投资,随着我国宏观经济稳健中性的后续走势及以房地产为代表的传统行业投资的疲软态势,医疗健康行业正被逐渐作为众多金融机构投资的重点方向。

(2)众多医疗健康专业投资机构及专项医疗健康基金的出现和设立将在2017年引领行业投资发展。医疗健康行业投资由于投资门槛高、回报周期长的特点在之前的资本市场一直处于不温不火的状态,同时医疗健康专业投资人才的紧缺也是阻碍这一投资方向发展的一大原因,而近两年专业团队的出现将会真正开启医疗健康行业投资的浪潮。2016年,从总的比例上来说医疗健康行业投资还是一个占比较小的领域,以股权投资计大概占7.5%,"资本寒冬"同样也发生在医疗健康行业。2016年政府对于私募行业前所未有的严厉监管对刚刚起步的医疗健康专业投资机构和基金还是产生了很大的影响,但同时不少机构也已经在这一波寒潮中厉兵秣马。2017年我国医疗健康行业股权投资行业迎来了30%的高速增长,正式开启了医疗健康股权投资的高增速时代。

第二节　创新金融在医疗股权投资中的应用

(1)融资租赁作为一种重要的融资方式,在我国医疗产业中正在扮演着越来越关键的角色。其在医疗产业中的应用是从医疗设备租赁开始的。医疗设备的融资租赁,是指租赁公司按照医院选定的医疗设备和厂商,以帮助医院资金融通为目的购买设备,并通过与医院签订融资合同将设备租赁给医院使用,医院支付租金的一种金融服务业务。

我国医疗设备融资租赁到20世纪90年代中后期才开始出现,而近年来作为一种新型的设备融资方式展现了快速发展的态势。然而,就现状而言,整个融资租赁行业还处于起步阶段,远远不能满足我国医疗产业的发展需求。据数据显示,我国公立医院的融资租赁金额占负债总额的1.5%。由此可以推断,目前融资租赁在我国医院的融资体系中主要起补充辅助作用,还未对我国医疗产业的发展起到可观的促进作用。近年来,随着进口替代及分级诊疗的加速,越来越多的融资租赁机构看到了医疗产业的机会,进而加大在医疗产业中的布局并不断依据医疗行业特征进行金融手段改革,使医疗融资租赁模式及相关应用得以飞速发展。以往被忽略的民营医院正成为各融资租赁机构争相布局的新市场,而这一过程也是考验金融机构识别风险、重塑风险识别模型的过程。值得特别关注的是,眼下国内中小型医疗设备企业采用融资租赁手段去开拓民营医院及基层医院的态势正逐渐形成,极有可能改变整个医疗器械行业的商业模式,想象空间无限。对于股权投资来说,判断企业的成长性及财务数据的真实性也将更具挑战。

(2)医疗健康险一直是保险行业的一个重要险种,由于历史和国情不同,当前世界各国的医疗保险体系各不相同,商业健康险发展也参差不齐。据《每日经济新闻》报道,目前国际上较为成熟的健康险经营模式包括:以英国为代表的国家医疗模式、以德国为代表的社会医疗保险模式和以美国为代表的商业医疗主导的模式。

在我国的医疗健康保险体系中,国家基本医保一直占有绝对统治地位,而商业保险长期处于从属地位。但随着医疗改革的深化,未来我国的基本医疗保障占比将不超过30%,而70%的市场都将属于商业健康险。

目前,中国有超过100家保险公司开展了商业健康保险业务,但专业经营健康险的保险公司不多。由于缺乏对患者就医流程的管控和预测经验,我国商业医疗保险往往赔付率过高,加上代理费和管理费等经营成本,多数处于亏损状态。赔付率是指在统计区间内赔付支出与已赚保费的比率,被认为是最佳利润度量指标。业内认为如果健康险公司赔付超过85%就很难盈利。根据普华永道的数据,过去三年里,我国商业健康保费年复合增长率高达40%,同期财险、寿险、意外险保费年复合增长率分别为14.5%、14%和18%。我国商业健康保险快速发展的同时也将给医疗健康行业带来新的机会。

我们知道在美国有很多创新模式的医疗企业付费方来自商业保险,最早一家较成功的移动医疗企业Weldoc是一家利用APP进行糖尿病慢性病管理的企业,它的盈利模式就是由美国的商业保险公司根据其提供的数据为投保人进行更好的糖尿病管理,从而节约医疗治疗费用的保险赔付,商业保险为此支付Weldoc公司每年数亿美元的费用。而我国从2014年开始陆续发展了3000家移动医疗企业,而这些企业目前绝大部分都已经消失或濒临消失,究其原因就是没有可行的盈利模式,患者和医院及企业的付费业务暂不可行,2014年及2015年初还可以借助风险资本得以短时繁荣,但是随着资本越来越理性和对于医疗产业特殊性的认知增加,toVC的时代一去不复返。如果可以借鉴美国商业保险的体系,很多模式创新的企业将引来机遇。

除了商业健康保险,我们也看到了社保在医疗健康中的创新,比如2018年初在几个地区试行的养老护理险,也将颠覆目前养老护理行业的商业模式。

(3)银行作为传统的融资手段以往在医疗产业中,特别是成长期的企业发展过程中几乎无法发挥作用。医疗相关企业中除了医院大部分都是科技类低固定资产的企业,按照银行传统的借贷风控要求,这类企业是无法借助银行的资本快速发展的。但依据眼下的情形,我们却看到越来越多的银行资本参与到医疗产业的股权投资中来。

2015年3月,国务院发布了《关于深化体制机制改革加快实施创新驱动发展战略的若干意见》(以下简称《意见》),提出了选择符合条件的银行业金融机构,探索试点投贷联动业务。"投贷联动"是指商业银行为客户提供信贷支持,PE或VC企业提供股权融资服务,以"股权＋债权"的模式,给创业期的小微企业,特别是科技型企业提供融资的一种金融创新方式。

投贷联动是根据风险与收益关系测算而产生的一种创新金融,它打破了债权投资与股权投资的原有界限,通过"债权＋股权"的组合,有效覆盖企业现在与未来的投资风险。简单来说,投贷联动的核心就是以企业高成长所带来的投资收益覆盖银行贷款投放所产生的风险。如何把控风险是银行开展投贷联动的一个障碍。特别是在专业壁垒高的医疗产业,银行的投贷联动是否有实际操作的可能是一个有待探讨的问题。

目前,囿于《商业银行法》第四十三条"商业银行不得向非自用不动产投资或者向非银行金融机构和企业投资"的规定,在医疗投资中,银行开展投贷联动业务还未出现股权直投的模式(虽然国开行已经在其他行业有先例)。银行开展股权投资业务通常会采用以下两种形式：其一是借助海外全资控股直投子公司进行投资，另外一种模式是与外部 VC/PE 合作，按照"债权＋认购股权"的方式进行。前一种模式主要集中在银行的香港控股子公司，多数通过证券性质机构进行股权投资的尝试，如中银国际、交银国际、招银国际等香港子公司开展一部分医疗股权投资的尝试。而后一种模式，是目前各家银行正在积极探索的方式。由于目前国内已经出现专业的医疗股权投资机构，借助这些 PE 机构的专业判断能力，银行也纷纷采取可交债等形式介入创新医疗类企业的投资，这点从目前笔者接触到的金融机构前来商务洽谈的合作方式中愈来愈感觉到这种模式的力量。也将改变成长期企业和股权投资企业的投融资方式，非常值得期待。

除此之外，券商、信托、担保等不同性质的金融资本愈来愈多地加入医疗产业股权投资的体系中，医疗产业借助资本快速发展已经是一股潮流。运用好资本，携起手来让资本成为助推我国医疗变革的一股力量。

附录一

二重属性不可分割理论

医疗产业既具有市场属性，又具有社会属性，两者不能割裂。笔者在医疗产业从业学习 20 年，经常发现圈内人看待行业较片面，只认为行业有其特殊性，并未从其他行业对比分析的角度看待很多问题，同一问题不同观点看似都有道理，实则片面，有盲人摸象之嫌。而国内经济学家很少有专门研究医疗产业的学术习惯，往往看到某种奇葩的现象，用经济学的原理解释了部分原因，然受行业二重属性的局限，如果没有较长的从业时间和研究很难得出深刻的研究结果。本附录我们从两重属性相关的经济学原理出发看待医疗产业。

一、自由市场经济学的观点与医疗产业的联系

以米尔顿·弗里德曼为代表的经济自由主义，提倡将政府的角色最小化以让自由市场运作，以此维持政治和社会自由。他的政治哲学强调自由市场经济的优点，并反对政府的干预，进而成为自由意志主义政策的依据。自由意志主义(Libertarianism)是一种主张只要个人不侵犯他人的同等自由，个人应该享有绝对的自由以其自身和财产从事任何活动的政治哲学。自由意志主义者的基本准则为：任何人类的互动行为都应该出于双方的自愿和同意，任何利用暴力或诈欺手段侵

犯他人权利和财产的举动都是违反了这种准则。但是自由意志主义政策有很多的缺陷,例如弗里德曼本人也支持毒品和卖淫的合法化。众所周知,医疗产业关乎生命且专业知识不对等,因而一切以自由意志为前提的政策是非常危险和错误的。医疗产品在上市销售前需要经过严格的审批注册,这需要相关监管部门尽职尽责,才能保证医疗产品的先进性和安全性。如果我们摒弃仿制药评审,让国内大中小各个药品生产企业都可以轻松拿到注册证,让自由市场竞争去进行优胜劣汰,那后果将是不可想象的,对人民健康是一个巨大的危险。无论是国内外现行法规行规还是历史的经验,都告诉我们自由市场经济不合适医疗产业。坚持自由市场主义观点恰恰是忽略了医疗行业的社会属性。

二、计划经济与医疗政策的渊源及应用

与自由市场经济对于医疗产业的影响相比,计划经济和医疗产业无疑有更长远及紧密的关联。从中华人民共和国成立初期实施的计划医疗配给制度到今天部分区域仍在实行的"三明模式",无不体现了计划经济在行业发展中的影响,但也正是这样的渊源使得很多政策制定者和学者认同这种模式,其危害较自由市场经济更大。

计划经济又称计划经济体制。在计划经济体系下,生产、资源分配以及产品消费都是由政府或财团事先进行计划。由于几乎所有计划经济体制都依赖政府的指令性计划,因此计划经济也被称为"指令性经济"。在中华人民共和国成立初期医疗卫生水平极低、供给严重不足的情形下,实行医疗资源统一配置有其积极的一面,至今,很多国民依然记得那个时期的医疗体制让病者医之,医疗的可及性和公平性相比于眼下的局面似乎好很多,也让很多人提倡在医疗行业中实行计划经济或类似的体制以改善目前不能承受之重的医疗问题。

在这里我们说一下医改模式中的一种——"三明模式"。"三明模式"是以福建省三明市命名的一种医改试点模式,三明模式从医药、医保、医疗及政府协同四个方面来进行医疗体制改革,在医药改革中,实行两票制和二次议价。两票制即实行药品生产企业开票到医药商业企业,再从医药商业企业开票到医院的强制药品采购流程,我们在后文中再详细剖析它的经济学实质。二次议价即医药集中招标过程一次议价基础上医院有权再一次议价。在两票制和二次议价的局面下，唯价低者得成为三明医药改革的结局，进口药及中成药被大幅限制进入市场，以达到最大限度的降价目的。在医保改革内容中，把原先的三类保险即城镇职工保险、城镇居民保险及新农合合而归一，实行全市统一的医保结算体系。政策层面成立医改工作组，统筹原先相关部门的工作，无论是从三保合一还是政府功能协同都是典型的统筹方式。我们可以用两个词四个字来概括"三明模式"——"降价、统筹"。这里的降价是带有强烈政府指令性的特征，而统筹更是典型的政府强制资源配置的行为，从而让三明市的医改具备明显计划经济的特征。而这种模式的结果是让三明地区药品种类大范围减少，患者从源头上就无法选择和其他地区一样的多样化药品；而原先的三类医保针对的对象人群是不一样的，强制性地把各类参保人群归于一种，忽视了各类对象的需求多元化的本质。这好比是我们到了一个地方，没有五星级酒店可以选择，只能在各类最低端的招待所中间进行选择；我们下个馆子，没有美酒佳肴，只有各类快餐可提供。放在福建省三明地区相对来说人群的多样化还不是那么突出，但如果放在上海实行这种模式将会是什么情形？但是目前我们看到很多地区都借鉴这种模式，这种情形无疑让人担忧。可见"三明模式"是典型的计划经济体制下的一种思路，而目前我们宏观环境是产能过剩，这与计划经济适用的前提——物质极度匮乏——是相矛盾的，本质上是忽略了医疗产业也具备市场属性这一行业特征的后果。

三、二重属性不可分割原理

通过以上的分析和举例，我们可以看出医疗产业市场属性和社会属性两者皆要顾及，不可分割。如果仅从一种属性出发看待问题就会犯以上两种错误。二重属性不可分割原理也造成医疗问题不是一个简单的问题，综观世界各国，真正在物质富裕、贫富差别大的国度，医疗问题都困扰着政策部门。究其源头就在于二重属性不可分割。如果说一个国家都是富裕阶层，政府部门可以采取市场化的手段来实现供需平衡；如果一个国家的阶层大多非常贫穷，政府为了保持群体更大的利益可以实行计划配给、基本保障的医疗体系。但恰恰美国和现阶段的中国都属于物质丰富、贫富差别大的阶段，医疗问题就非常突出，在这样的前提下单从市场属性或社会属性均无法彻底解决问题。指望一种制度进行医改是不可行的,所以医改的思路不是寻找一劳永逸的一种模式,而是根据地区、时机、宏观经济不同情形去平衡好这两种属性,不断调整和优化。这就相当于一个国家的货币政策和财政政策需要不断调整,道理是一致的。与宏观经济学类似,不同学派观点可以不一致,一种方法一段时间有效后失效就有另一派思路占上风,这本身也是宏观经济学发展的历程,国家的经济治理也大致是这样的思路。而在医疗产业,我们很少用这样的思路去制定政策法规和践行。原因在于复合型人才或专家的缺失,行业的专家虽然多但真正学习经济的,懂得用宏观经济手段去思考的在国内会有多少?而经济学家很少去真正学习理解医疗产业,无论是医疗产业的财务报表特性,抑或是渠道价值、劳务价值乃至伦理学在行业中的体现,都需要深入行业一线,用社会学的思维去整合经济学原理,并将其运用到医疗产业,这样才能兼顾二重属性,方得始终。

附录二

劳务价值论在医疗产业的意义

一、从医疗行业的财务报表区分商品价值和劳务价值

我们从分析最新公布的上市医药生物企业的年报看待医疗行业的财务报表特征:同花顺数据显示,截至 2017 年 4 月 1 日,已公布 2016 年年报的部分医药生物企业中,25 家公司销售毛利率超 70%。舒泰神、智飞生物、恒瑞医药、广生堂、济川药业、步长制药、上海凯宝销售毛利率超 80%。从细分行业来看,舒泰神、智飞生物、广生堂属于生物制品行业,恒瑞医药、济川药业属于化学制药领域,步长制药、上海凯宝属于中药行业。具体来说,恒瑞医药 2016 年实现营业收入 110.94 亿元,比 2015 年增长 19.08%;实现归属于上市公司股东的净利润 25.89 亿元,同比增长 19.22%。2016 年,公司片剂药、针剂药的销售毛利率分别为 89.4%、87.29%。步长制药 2016 年年报显示,2016 年公司实现营业收入 123.21 亿元,同比增长 5.71%;毛利率为 83.17%,同比增加 0.38 个百分点。

数据显示,舒泰神自 2012 年以来,连续 6 年销售毛利率超 90%。舒泰神 2016 年年报显示,报告期内,公司实现全年营业收入 14.03 亿元,营业利润 2.95 亿元,归属上市公司股东的净利润 2.57 亿元。公司主要产品为创新生物药物苏肽生(注射用鼠神经生长因子)和全国独家品种舒泰清。2016 年,苏肽生的销售毛利率为 97.12%。

从以上数据我们看出医疗行业是一个毛利率极高的行业,苏肽生 97.12% 绝不是个案,从笔者行业 20 年的经验来看,这样的毛利率司空见惯,甚至 99% 以上也不足为奇。但是行业净利润却一直维持在 10%~15% 的平均水平,如果从毛利率角度看医疗行业无疑是暴利行业,但是从净利率水平又不是这种局面,那我们就应该深入剖析这种情形,利润都去了哪里? 净利润和毛利润之差除了包含正常公司经验管理列支外,主要包含两项费用,一是研发摊销,二是营销推广费用。我们从劳务价值理论来阐述这两块费用在医疗行业中的特殊作用。

二、劳务价值论原理

劳务是服务部门的劳动者生产的、用来交换的一种特殊产品。服务部门包括教育、文化艺术、医疗卫生、体育、部分商业、旅游和个人服务(包括旅馆、浴室、照相、咨询、职业介绍、殡葬等)。这里把劳务与服务分开,服务是以人为劳动对象的劳动活动,劳务是服务劳动所生产的用于交换的特殊产品。教师上课、理发员理发、医生治病,都是给人们提供劳务,就像纺织工人、机器制造工人给人们提供不同的商品一样。

劳务价值实现的特点是:相当大部分劳务的价值不是直接以货币形式整个实现的,而是以国家财政支出的转化形式实现的。例如,在资本主义社会,政府办的学校、医院及无利润事业的劳动者所创造的劳务,通过政府而同其他产品交换,而他们所创造的剩余价值,通过政府转交给了总资本。教师、医生等服务者只得到相当于劳动力价值的工资,这个工资是政府通过税收等形式从消费者中收来的。从整个社会来看,总劳务除了服务部门本身消费外,是同服务部门所消费的生活资料总数交换的,这里同样遵循等价交换的原则。可见,劳务价值要全部实现,劳务生产就必须同物质生产部门的生产相适应。为了探讨这两种生产之间的关系,我把服务部门称为第三部类。

我们先探讨简单再生产条件下三大部类之间的关系。

假定三大部类的产品价值构成如下所示:

$$Ⅰ\ 4\ 000c + 1000v + 1\ 000m = 6\ 000$$

$$Ⅱ\ 2\ 000c + 500v + 500m = 3\ 000$$

$$Ⅲ\ 900c + 600v + 600m = 2\ 100$$

我们把 v 和 m 分为 v_1、v_2 和 m_1、m_2，其中 v_1、m_1 分别表示工人、资本家所需消费的生活资料的价值，v_2、m_2 分别表示工人、资本家所需消费的劳务的价值。为了计算方便，我们假定在工人和资本家的消费构成中，一半用于生活资料，一半用于劳务，即 $v_1 = v_2 = v/2$，$m_1 = m_2 = m/2$。这样，三大部类关系如下所示：

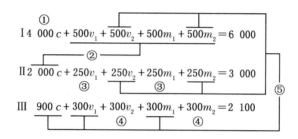

我们知道，$Ⅰ\ 4\ 000c$ 是用于本部类生产资料补偿的，因此，它通过本部类内部交换而实现，这是第①步交换。第②步交换是我们已知的 $Ⅱ\ 2\ 000c = Ⅰ(1\ 000v + 1\ 000m)$，这是第Ⅰ、Ⅱ部类生产相互平衡的条件。$Ⅱ(250v_1 + 250m_1)$ 是属于第二部类消费的生活资料的价值，它通过本部类内部交换而实现，这是第③步。$Ⅲ(300v_2 + 300m_2)$ 是属于第三部类消费的劳动的价值，通过本部类内部交换而实现，这是第④步。第⑤步，$Ⅰ(500v_2 + 500m_2)$ 的物质内容经过第②步交换已变为生活资料，$Ⅱ(250v_2 + 250m_2)$ 的物质内容也是生活资料，它们的价值代表第Ⅰ、Ⅱ部类用于购买的劳务的价值，因此，这些生活资料都要通过同第三部类的交换来实现；$Ⅲ(900c + 300v_1 + 300m_1)$ 代表第三部类所需的生活资料的价值要通过第Ⅰ、Ⅱ部类的劳务消费者购买劳务来实现。只有通过交换，三大部类的产品才能在价值上得到实现，在物质形态上得到补偿。即：

$$Ⅰ(500v_2 + 500m_2) + Ⅱ(250v_2 + 250m_2) = Ⅲ(900c + 300v_1 + 300m_1) = 1\ 500$$

可见，社会简单再生产的另一个实现条件是：第一、第二部类的可变资本和剩余价值中用于购买劳务的价值部分之和，必须等于第三部类的不变资本，加上可

变资本和剩余价值中用于购买生活资料的价值部分。这样,社会简单生产的实现条件就有两条:

(1)$I(v+m)=IIc$

(2)$I(v_2+m_2)+II(v_2+m_2)=III(c+v_1+m_1)$

对扩大再生产也可以进行同样分析。设三大部类产品价值分配如下:

$$I\ 4\ 000c+1\ 000v+1\ 000m=6\ 000$$

$$II\ 1\ 500c+750v+750m=3\ 000$$

$$III\ 700c+700v+700m=2\ 100$$

设第 I 部类的积累率为 50%,$\Delta m=\Delta v+\Delta c$。其中,$\Delta m$ 为资本化的剩余价值,Δc 为追加的不变资本,Δv 为追加的可变资本。将第 I、II、III 部类的 Δm 按本部类原来的有机构成分配到 c 与 v 中去,得:

$$I\ 4\ 400c+1\ 100v+500m=6\ 000$$

$$II\ 1\ 600c+800v+600m=3\ 000$$

$$III\ 900c+900v+300m=2\ 100$$

于是,三大部类的交换形式为(往下可逐年类推,此略):

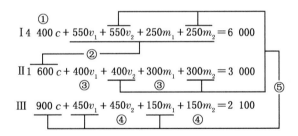

可见,扩大再生产的实现条件是:

(1)$I(v+\Delta v+m)>II(c+\Delta c)$

(2)$\sum$ 第 I、II 部类$(v_2+\Delta v_2+m_2)>III(c+\Delta c+v_1+\Delta v_1+m_1+\Delta m_1)$

这两个公式说明了三大部类之间互相依赖、互相制约的关系。第 I、II 部类的发展要求有相应的第 III 部类的发展,否则,一部分生活资料的价值不能实现,扩大再生产不能正常进行;服务部门的发展必须与生活资料的生产相适应,否则,劳务的价值不能全部实现,影响劳务的扩大再生产。

三、劳务价值论的医疗行业实践应用

如果光从商品价值角度,生产成本所占比率较低,无论是药品还是器械都具有极高的毛利润,都应该被大幅降价。降价的结果是企业削减研发摊销及市场推广费用以维持盈利水平。那我们就来看看这样做的结果会是怎样。首先,一个新药的研发从行业经验来说有 2 个 10,10 年 10 亿美元,也就是说一个新药的研发周期平均需要 10 年,而总耗费需要 10 亿美元。这还是成功的研发项目,还未包含大部分失败的新药研发,实际数字其实是高于 10 亿美元的(见表附一1)。如此高的代价需要在药品上市后很多年的财务报表中去分年分批次摊销,如果削减研发摊销费用,企业就可能把研发部门裁减掉,这样的结果是原本技术就落后的我国医疗行业创新失去引擎,与国外的差距将越来越大。

表附一1　　　　　　　　　　一些著名药企的药品研发费用

公司名称	股票代码	被批准的药品数量	每个药的研发投入(亿美元)	总研发投入(亿美元)
阿斯利康	AZN	5	117	589
GSK	GSK	10	81	817
赛诺菲	SNY	8	79	632
罗氏	RHHBY	11	78	858
辉瑞	PFE	14	77	1 081
强生	JNJ	15	58	882
礼来	LLY	11	45	503
雅培	ABT	8	44	359
默沙东	MRK	16	42	673
百时美施贵宝	BMY	11	41	456
诺华	NVS	21	39	836
安进	AMGN	9	36	332

其次,市场推广费用一直是被行业外诟病的一个财务列支,有人想到医疗的市场推广费就想到回扣和代理商层层加价行为。这是一个需要透过现象看到本质的严肃话题,而不是人云亦云,被表象所蒙蔽。

　　市场推广从外资企业及创新药企业角度更多的是学术推广,所谓学术推广,即药品销售以药物本身相关元素为出发点,引发处方医生有不断的兴趣,认知、掌握该药物使用的系统市场推广规划。通过专业的推广团队将药品在医药领域的研究成果和临床实践的最新信息,通过拜访和专家推介,及时提供给医生。通过学术传播方式,使医生了解产品特点,提升在同类产品中的地位,并推荐和指导临床医生用药,让医生形成处方习惯,同时将医生与患者对于药品的反映及时回馈给企业,在企业、医生和患者之间架起沟通的桥梁。大量的研究数据表明,医生获取药品信息尤其是创新药产品信息大部分来自专业医药代表。如果没有专业学术代表或医药代表向医生传递这些信息,医生就无法很好地去使用和追踪后续的不良反应。这将使创新药的市场开拓遇到瓶颈。如果把仿制药企业的"带金销售"行为等同于创新药企业的市场推广行为,其对于医疗行业发展的危害是巨大的。

　　再次,有人认为药品价格虚高是因为中间的流通环节太多,价格高是因为代理商层层加价使得药品价格高高在上,但是在去除这些药商环节后,我们是否真正思考过渠道的价值?渠道价值链即为产品通过制造商—分销商—经销商最终到达消费者的一系列环节中价值增值的过程(且图附-1),渠道价值链是企业精益营销价值链的核心环节。学过营销学的都知道"渠道为王",一个产品要到达终端使用者是一件很难的事,渠道的作用非常重要。如果忽略渠道的价值,那么我们的菜场和菜商就不用存在,菜农怎么能把菜卖到主妇手中呢?忽略渠道价值是违背经济学规律的事情,渠道依然是医疗行业市场推广不可或缺的一部分。

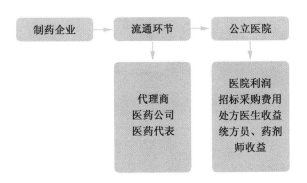

图附-1　药品流通环节

综上,从劳务价值论角度可以看出医疗行业高比例的研发分摊和市场推广费用归属于劳务价值。我们经常犯的错误是只从商品价值本身看医疗产品的价格构成而忽略了劳务价值在这个行业中的作用,而相比于其他行业恰恰在医疗行业中,劳务价值比商品价值本身的比重要大很多。

附录三

国际价值论及比较价值原理对于行业发展的思路

一、劳动价值论的区际分析

劳动价值论,是以一个国家或地区为分析对象,而国家或地区之间由于要素禀赋的差异,在价值的创造以及对价值的衡量等方面也会有所不同。因此,我们有必要通过区际分析,将劳动价值论扩展到两个区域乃至更多的区域之间,进而探析国际贸易产生的根源。这里所说的区域是指一定空间范围的经济体,是理论上的抽象空间。它可以看成一国的特殊地区(如中国香港),也可以看成一个国家,或者是一个国家联合体(如北美自由贸易区)。

在区际分析中,首先假定存在如下前提条件:

(1)区域内各生产要素可以自由流动,但区域之间生产要素缺乏流动性。区际贸易没有运输成本,不存在关税等贸易障碍。

(2)在开展区际贸易前,各区域内商品和劳务的价值,按照马克思的劳动价值论(包含商品价值论和劳务价值论),在性质和数量上已经得到确定。

(3)暂不考虑商品和劳务的供求关系和替代关系。

(4)各区域的劳动强度和劳动生产率并不相同,且区域内各部门的劳动强度和劳动生产率也有差异。

（5）区域之间通行着一种货币，不存在汇率问题。

在这些假定条件下，我们先分析 2×2 模式（两个区域、两种劳动产品）。区际贸易发生之前，单位劳动产品的区别价值量，分别由本区域生产该劳动产品的社会必要劳动时间所决定。在同一区域内，两种劳动产品的价值量可以互相比较，因为它们都以本区的平均劳动为单位。但是，不同的区域之间平均的劳动熟练程度和劳动强度不一样，因此，社会必要劳动时间就不同。在此情况下，需要把各区的价值衡量尺度进行平均，作为区际价值的共同衡量标准。

例如，区域 1 在商品 A 的生产上劳动效率高，生产 1 单位商品 A 所需要的社会必要劳动时间是 50 小时。区域 2 生产 1 单位商品 A 所需要的社会必要劳动时间高达 80 小时。在区域 1 和区域 2 生产相同数量的商品 A，比如各生产 100 单位的情况下，商品 A 的区际价值就是 $(50+80)/2=65$ 小时。

在商品 B 的生产上，区域 2 占有优势，生产 1 单位商品 B 所需要的社会必要劳动时间是 60 小时。区域 1 生产 1 单位商品 B 所需要的社会必要劳动时间为 70 小时。在区域 1 和区域 2 生产相同数量的商品 B，比如各生产 100 单位的情况下，商品 B 的区际价值就是 $(60+70)/2=65$ 小时。

由于区域 1 在生产商品 A 上的优势明显，通过区际贸易会获得巨大收益，因此它会增加商品 A 的生产，从 100 单位增加到 150 单位，其中的 50 单位用于向区域 2 出口。而区域 2 则减少了商品 A 的生产，从 100 单位降低到了 50 单位。这样，商品 A 的区际价值又发生了变化，成为 $(150×50+50×80)/(150+50)=57.5$ 小时。区域 2 则增加了具有相对优势的商品 B 的生产，从 100 单位增加到 150 单位，其中的 50 单位用于向区域 1 出口。区域 1 减少了商品 B 的生产，从 100 单位减少到 50 单位，商品 B 的区际价值也变为：$(150×60+50×70)/(150+50)=62.5$ 小时。无论是区域 1 还是区域 2，都从区际贸易中获得了利益。

在 $n×m$ 模式（多个区域、多种劳动产品）下，区际价值是由各国商品和劳务的区别价值以及各区的生产数量共同决定的。设 Q_{ij} 为区域 i 生产商品 j 的数量，W_{ij} 为商品 j 在区域 i 内的区域价值，W_j 为商品 j 的区际价值，则区际价值的计算公式是：

$$W_i = \frac{\sum_{i=1}^{n} (W_{ij}Q_{ij})}{\sum_{i=1}^{n} Q_{ij}}$$

区际价格是劳动产品在区际市场上以某种通用货币表示的价格。在区际市场上，我们看不出商品和劳务的区际价值是多少，只看到商品和劳务的区际价格。表现上，贸易直接产生于劳动产品的区域内价格与区际价格的差异；但本质上，区际价格不过是区际价值的货币表现，区际价值决定区际价格。价值规律在国际市场上的作用要求各区域劳动产品只能按照区际价值来交换，而不是按照原来的区域内价值量进行交换。因此，区域间开展贸易的根本原因应是区域内价值与区际价值的相对差异。

二、劳务价值论对国际贸易理论的发展与完善

国际贸易实质上是以国家作为区域的区际贸易。把区际分析的结论具体运用到国际贸易中去，我们可以得出：某商品或劳务的国际价值是在各个国别价值的基础上，以"世界劳动的平均单位"为尺度形成的。马克思指出："国家不同，劳动的中等强度也就不同；有的国家高些，有的国家低些，于是各国的平均数形成一个阶梯，它的计量单位是世界劳动的平均单位。""因此，不同国家在一劳动时间内所生产的同种商品的不同量，有不同的国际价值，从而表现为不同的价格，即表现为按各自的国际价值而不同的货币额。"[①]这种在各个国别价值基础上，并以各国生产数量为权数的加权平均数所形成的国际价值概念，可以看作广义的国际价值范畴。

但是，国际贸易并不是区际贸易的简单推广，它有着自己的特殊性。国际贸易是商品和劳务这些劳动产品空间流动的具体形式，它必然伴随着运输、保险等服务劳动，因此国际价值必须包括国际贸易过程中运输等服务劳动所创造的劳务价值。

引入劳务价值后，国际价值的范畴更具体化了。某劳动产品的广义国际价值加上国际贸易过程中创造的劳务价值，就是此商品的狭义国际价值。由于狭义国

---

① 何小峰. 劳务价值论初探. 经济研究, 1981(4).

际价值是对两特定贸易国而言的,因此,在两国模型中,某劳动产品的狭义国际价值只有 1 个,但在 n 国模型中,某劳动产品的狭义国际价值就有 $[n(n-1)]/2$ 个或以下。

综合上面的分析,我们得到一个阐明国际贸易产生的原因、作用和利益的"比较价值原理":国际贸易在本质上是世界范围的等量劳动相交换,国际贸易的根本原因是劳动产品(包括商品和劳务)的国别价格与国际价值之间存在相对差异,贸易条件的确立以国际价值为基础,并受到供求关系、关税、汇率和不等价交换等因素的影响;国际分工和国际贸易的收益就是节省劳动或实现价值增值。比较价值原理是对马克思国际价值理论的发展与完善,它具体运用到一国的外贸进出口活动,那就是:一国应该生产并出口那些具有相对价值优势的劳动产品,进口那些具有相对价值劣势的劳动产品,只有这样,该国才能从国际贸易中获得收益。

三、医疗产业的国内外差别及出路

按照国际价值论及比较价值原理,国际贸易的根本原因是劳动产品(包括商品和劳务)的国别价格与国际价值之间存在相对差异,一国应该生产并出口那些具有相对价值优势的劳动产品,进口那些具有相对价值劣势的劳动产品。我国的医疗产业特点是技术落后、依赖仿制,按照以上理论,应该大量进口具有相对价值劣势的产品,特别是劳务价值成分高的医疗产品。

前文中已经对于劳务价值在医疗产业中的特点做了详细说明,研发和市场推广都属于劳务价值范畴。我国的药品和医疗器械研发底子薄,基层落后,坊间有种说法是国内的医疗研发落后国外 30 年,这一说法无从量化考证,但是从我国医药研发原创技术的成功案例来看确实也是客观事实的表述。中华人民共和国成立以来,除了青蒿素以外确实没有真正原创的医疗产品或技术出现,回顾青蒿素的发明,这已经是笔者在 20 年前医学院校读书时代的事情了。国内医药研发的落后程度令人唏嘘。

按照以上理论结合我国医疗劳动产品发展的现状,我们应该大量进口劳务价值高的产品,出口劳务价值低的产品,也就是应该大量进口原创药物或器械,出口仿制产品。我们可以进口原创高劳务价值的产品,但是我们却很难出口仿制类劳务价值低的产品,因为医疗产品出口需要同样或者更为严格的质量监管审批要求,而我国的医药医疗工业显然不具备竞争力,最典型的例子就是印度的医药产业更具有国际竞争力。显然只有进口无法出口不是理性的国际贸易范畴,同时我国目前医药工业也是采取进口替代为主要发展思路,这样的情形下,我们能做的唯一选择是提高我国医疗产业整体的劳务价值,即加强研发,提高专业市场推广能力,一切的政策和法规应该围绕这一战略制定和推行。

附录四

肯尼思·博尔丁的赠予经济学与医疗产业的关系初探

一、肯尼思·博尔丁的经济学理论

肯尼思·E.博尔丁(K. E. Boulding)是美国新制度学派的主要代表人物之一。1910年生于英国利物浦,1931年在牛津大学获学士学位,之后到美国芝加哥大学、哈佛大学研习两年。1938年他迁居美国,先后在艾奥瓦州立大学、密歇根大学等校任经济学教授。博尔丁的著述很多,从1932年到1972年的40年间,他共发表了327篇论文、100多篇书评、13本小册子和10本著作,在西方经济学家中被认为是基本没有危害的异端者。美国经济学家伦纳德·西尔克曾说:"博尔丁的特殊贡献,是给当代经济学和科学知识加上了伦理学的内容。"

博尔丁和加尔布雷斯等新制度经济学家一样重视制度与组织。博尔丁与其他人的不同则在于从宗教倡导的爱心出发研究组织这种制度。他认为,组织是由有意识并有意志的个体组成的。组织产生于三种力量:为获得相互利益的交易,报复的压力和恐惧,爱心或希望与目标相结合。随着组织的扩大,恐惧日益代替了交换。这样,组织就会停止发展。要避免这种前景,就要用爱心来代替恐惧。爱心是人类组织发挥作用的唯一基础,也是人的一般需要。这种爱心正是博尔丁宗教信仰的中心。他主张把爱心放在社会伦理之上,以爱心来代替恐怖的竞争,代替对抗。

组织应该为这种爱心的形成创造一个有利的环境,这正是组织革命的方向。

二、赠与经济学理论与医疗产业的关系

博尔丁在《赠与经济学》(1969)和《爱和怕的经济——赠与经济学的序言》(1973)等书中,提出了他的一般制度理论。他反对弗里德曼的经济自由主义,批评它只建筑在交易制度上,忽视了大部分经济行为和动机。他认为社会经济有三个构成体——爱、怕和交易。基于爱而产生的经济行为可归入"综合制度"(Integrative System),基于怕而产生的经济行为则可归入"威胁制度"(Threat System)。税收、合法的强制制度是威胁制度的内容,而抚养儿童和赡养老人、捐献基金、政府津贴、养老金、救济金等则是综合制度的内容。这三个构成体是每个社会都必需的,如果没有综合制度和威胁制度,则交易经济不能有效地运行。他的研究被认为是发展了宏观和微观的赠与理论,并运用这些理论去分析施舍现象、公共财政、公共产品的供应,以及组织理论和当代各种政治争论。

博尔丁认为经济学所探讨的是商品的行为,而不是人的行为。从他的宗教信仰出发努力超越传统经济学,建立能体现宗教观念的经济学分支,例如,赠与经济学。他把赠与经济定义为出于政治目的与经济行为,或者由于受到威胁,或者出于爱心而产生的赠与行为。这种经济活动属于非市场交换行为,但在经济生活中相当重要,影响资源配置与收入分配。与此相关的是爱与恐惧经济学。出于爱的赠与行为是礼品,出于恐惧的赠与行为是贡品,其余是交换行为。经济正是由爱、恐惧与交换所决定的经济行为组成的。

医疗产业除了具有市场属性外,还具有社会属性,在这样的背景下赠与经济学无疑是行业非常契合的理论。医生治病救人的行为更多的是一种基于爱产生的经济行为,更多的是赠与,如同父母对于孩子的赠与目的一致,也就是古语"医者父母心"的体现。而医疗产业中严格的法规和监管规则是一种威胁和怕的经济活动,它指导行业从业者从产品的报批、生产、销售环节都需要遵从一些强制制度,来保证交易经济有效运行。

可见爱、恐惧与交换的经济行为非常好地诠释了医疗产业市场属性和社会属性的结合。

附录五

创新金融理论

创新金融理论并不是笔者原创,仅是对于一些理论的抄录与整理,作为独立一个附录放在本书的目的是出于对金融创新的一种尊重和莫名的共鸣。创新金融理论大多提出时并未被证实,但是它们不仅是一种智慧的突破,更是一种敢于挑战权威的勇气,如同医疗股权投资理论是对这个交叉学科的大胆假设,以及此后用实践来长期求证的过程,其中定会是充满艰辛和不被主流认可的局面,但任何的学术发展都会经历这个过程,先行者都将是孤独的。

一、金融创新的含义

目前国内外尚无统一的解释。有关金融创新的定义,大多是根据美籍奥地利著名经济学家约瑟夫·A.熊彼特(Joseph A. Schumpeter,1883~1950)的观点衍生而来。熊彼特于1912年在其成名作《经济发展理论》(*Theory of Economic Development*)中对创新所下的定义是:创新是指新的生产函数的建立,也就是企业家对企业要素实行新的组合。按照这个观点,创新包括技术创新(产品创新与工艺创新)与组织管理上的创新,因为两者均可导致生产函数或供应函数的变化。

我国学者对此的定义为:金融创新是指金融内部通过各种要素的重新组合和

创造性变革所创造或引进的新事物。并认为金融创新大致可归为三类：(1)金融制度创新；(2)金融业务创新；(3)金融组织创新。

二、金融创新的理论基础

(一)西尔柏的约束诱导型金融创新理论

西尔柏(W.L.Silber)主要是从供给角度来探索金融创新。西尔柏研究金融创新是从寻求利润最大化的金融公司创新最积极这个表象开始的，由此归纳出金融创新是微观金融组织为了寻求最大的利润，减轻外部对其产生的金融压制而采取的"自卫"行为。

西尔柏认为，金融压制来自两个方面：其一是政府的控制管理。其二是内部强加的压制。

(二)凯恩的规避型金融创新理论

凯恩(E.J.Kane)提出了"规避"的金融创新理论。所谓"规避"就是指对各种规章制度的限制性措施实行回避。"规避创新"则是回避各种金融控制和管理的行为。它意味着当外在市场力量和市场机制与机构内在要求相结合，回避各种金融控制和规章制度时就产生了金融创新行为。

"规避"理论非常重视外部环境对金融创新的影响。从"规避"本身来说，也许能够说明它是一些金融创新行为的源泉，但是"规避"理论似乎太绝对和抽象地把规避和创新逻辑地联系在一起，而排除了其他一些因素的作用和影响，其中最重要的是制度因素的推动力。

(三)希克斯和尼汉斯的交易成本创新理论

希克斯(J.R.Hicks)和尼汉斯(J.Niehans)提出的金融创新理论的基本命题是"金融创新的支配因素是降低交易成本"。这个命题包括两层含义：降低交易成本是金融创新的首要动机，交易成本的高低决定金融业务和金融工具是否具有实际意义；金融创新实质上是对科技进步导致交易成本降低的反应。

交易成本理论把金融创新的源泉完全归因于金融微观经济结构变化引起的交易成本下降，是有一定局限性的。因为它忽视了交易成本降低并非完全由科技进步引起,竞争也会使得交易成本不断下降,外部经济环境的变化对降低交易成本也有一定的作用。

交易成本理论单纯地以交易成本下降来解释金融创新原因,把问题的内部属性看得未免过于简单了。但是,它仍不失为研究金融创新的一种有效分析方法。

（四）金融深化理论

美国经济学家爱德华·S.肖从发展经济学的角度对金融与经济发展的关系进行了开创性的研究。

肖提出金融深化理论,要求放松金融管制,实行金融自由化。这与金融创新的要求相适应,因此成了推动金融创新的重要理论依据。

（五）制度学派的金融创新理论

以戴维斯(S.Davies)、塞拉(R.Sylla)和诺斯(North)等为代表。

这种金融创新理论认为,作为经济制度的一个组成部分,金融创新应该是一种与经济制度互为影响、互为因果关系的制度改革。

（六）理性预期理论

理性预期学派是从货币学派分离出来的一个新兴经济学流派,最早提出理性预期思想的是美国经济学家约翰·穆斯。20世纪70年代初,卢卡斯正式提出了理性预期理论。

理性预期理论的核心命题有两个:

(1)人们在看到现实即将发生变化时倾向于从自身利益出发,做出合理的、明智的反应;

(2)那些合理的明智的反应能够使政府的财政政策和货币政策不能取得预期的效果。

（七）格林和海伍德的财富增长理论

格林(B.Green)和海伍德(J.Haywood)认为财富的增长是决定对金融资产和金融创新需求的主要因素。

（八）行为金融理论

行为金融学是20世纪80年代兴起的一门学科,它是在实证与标准金融理论不断背离的情况下产生的。行为金融学理论分析了人的心理、行为以及情绪对人的金融决策、金融产品的价格以及金融市场发展趋势的影响,是心理学和行为理论与金融学结合的研究成果。

行为金融理论以心理学对人类决策行为的研究成果为基础,通过研究投资者的实际决策行为解释金融市场的实际运行机制,实现了研究金融市场"应该"怎样运行到研究金融市场"实际"怎样运行的转变。

它通过实验手段,从对人类实际的认知和决策行为的研究出发,对现代金融理论进行了反思,但至今尚未形成一个完整的理论体系,仍然只是学者们的理论片段。其主要研究成果可分为:(1)投资者的认知和决策偏差;(2)期望理论;(3)有限套利;(4)金融异常的现象。

附录六

估值理论

　　股权投资中最常用的理论就是估值理论。估值理论有其深刻的逻辑及发展演变的过程，但是现在的投资人往往忽略估值理论的科学性，投资时估值无理无据，这种情形越来越多，几乎变成了私募行业的一种坏风气。本附录内容大部分取自教科书，让我们一起来维护投资艺术的科学性和理论性。

一、估值的误区

　　长久以来，人们对于投资标的估值的主要误解在于对所谓"科学的内在价值"或"唯一的公平价值"的探求。但是，真正精确的估值是个伪命题，教科书中提到的估值方法是建立在一系列假设条件基础上的，例如在财务模型上预先设定未来若干年内标的发展的情形，这好比我们有预见未来所有一切的能力，事实上是不可能的。所以说，估值是"主观的"，即交易标的的价值依赖于评价者。

二、估值的方法

　　从技术角度看，企业估值有三种基本角度：着眼于历史、着眼于现在或着眼于未来。着眼于历史的是基于资产的评估方法，着眼于现在的是基于市场的评估方法，着眼于未来净收入的是基于盈利能力的评估方法。在这里，笔者总结了几种在投资中经常用到的估值方法及其适用范围。

1. 市盈率估值法

市盈率(P/E)是每股价格与每股税后利润的比值,最初用于证券市场上新股发行的定价,现在也是一级市场上最常用的估值方法(一级市场更常用的公式:P/E=企业估值/企业净利润)。

这种方法的优点:(1)简便易算;(2)与新股发行价关联起来,对于一二级市场的价差有直观的判断;(3)在一定程度上反映了企业风险、增长状况、资产盈利水平等一系列特征。

这种方法也有一定缺点和局限性:(1)不适合尚未盈利企业的估值技术;(2)不适合高速成长企业的估值计算。因此,在市盈率估值法的基础上演化出了动态市盈率法。

2. 动态市盈率法

动态市盈率(P/E)=$G\times K$;$G=(1+G_s)(1+G_r)-1$。

G表示预期盈利增长率,K表示市盈率对增长率比率,G_s表示预期销售收入增长率,G_r表示预期收入净利润增长率。

动态市盈率取决于盈利增长率(G),即$P/E=G\times K$,此处K为市盈率对增长率的比率,可以取国内外同行业已上市公司的平均值。当K值一定时,则P/E与G成正比,而盈利增长率G包括销售收入增长率G_s与收入净利润增长率G_r两个方面。基于未来的不确定性,在进行以上所需数据的测算时要全面预测市场未来规模,市场份额在各竞争企业的变动,技术进步与未来商业模式的可能方向等各种因素。

3. 账面价值法

公司资产负债的净值即为公司的账面价值,它反映资产未折现的历史,是基于会计准则决定的净值。但若要评估目标企业的真正价值,还必须对资产负债表的各个项目做出必要的调整。对负债项目的调整,应审查是否有未入账的负债,如职工退休金、预提费用、期权等,注意是否有担保、未决诉讼等或有负债及尚未核定的税金等。通常我们以 P/B 的倍数来进行项目价值评估,在医疗产业中部分医院标的特别是包含了土地价值及长期固定资产投入的标的,采用 PB 的估值方法较为常见。账面价值法属于资产的评估方法,同类的还包含重置成本法,在医疗产业中实际应用较少不多做介绍。

4. 价格/销售收入估值法

价格/销售收入(PS)估值法不同于市盈率法,它不可能变为负值而变得毫无意义,从而几乎对于任何经营状况的公司都可以适用。市销率通常反映风险企业的潜在价值,在竞争日益激烈的环境中,公司的市场份额在决定公司生存能力和盈利水平方面的作用越来越大,市销率是评价一家企业估值的重要指标。该方法的基本模型为:

$$P/S = P_M \times R_p \times (1 + g_n)/(r - g_n)$$

其中:P/S 表示价格与销售收入比率,P_M 表示净利润率,g_n 表示红利增长率,r 表示股权资本的要求收益率,R_p 表示红利支付率。

市销率估值法具有很多优势:

(1)指标具有可比性。对于风险企业来说,企业盈利状况可能表现为微利甚至亏损,但只要公司的市场销售基本正常,它的销售收入就会是正值,从而能够实现企业之间的比较。

(2)指标具有真实性。企业的利润指标有可能通过一系列会计方法处理为虚增或者虚减,但在现行的会计准则下,销售收入很难被人为操控。

(3)指标具有预测性。对于一些经营尚未成熟,却有良好发展前景的风险企业来说,虽然目前盈利水平很低,但销售额增长迅速,用市销率指标可以准确地预测未来发展前景,不会因为短期营运困难而低估企业价值。特别是在医疗产业中,行业是稳定增长的,一般没有周期性因素影响,对于企业销售额增长的预判都是正向的和连续的。

但是市销率对于 VC 阶段的项目来说合适,特别是那些需要去迅速占领市场的新兴细分领域,如平台类项目、第三方诊断、影像类项目。这类项目需要占用现在可能实现的利润去提前对市场投入布局,但需要注意的是这是一种对于未来能够获取更大盈利的短期利润牺牲,而不是代表企业不具备确定的盈利模式。很多互联网医疗、移动医疗项目本身没有自己的盈利模式，这种情况下不但无法用市销率估值法估算，而且需要谨慎对待这类项目投资。医疗产业的投资逻辑不同于互联网行业的模式，同样估值方法上也差别较大，在后续内容中会继续展开讨论。

5. EBIDA 倍数法

EBITDA（Earning before Interest，Tax，Depreciation and Amortization，息税折旧摊销前收益）是一个财务数据，该数据排除了复杂的财务杠杆和税收政策的影响，综合反映管理团队经营业绩与企业现金流贡献能力。

企业估值＝EBITDA×经验倍数

经验倍数的选择综合反映了评估者对企业未来盈利能力的信心与风险判断。

EBITDA 在国外项目应用较多，相比于市盈率估值法，有其一定的优势：税收与财务杠杆（或资本结构）。

税收法律在执行层面通常被赋予一定的弹性。当同行企业处于不同的地区，或同行企业具有不同的产权性质时，这些企业可能面临不同的企业所得税政策。在中国，注册在经济开发区内的企业或外资企业有可能被给予税收优惠政策。企业所得税优惠政策的存在会降低同行企业盈利能力的可比性。此外，当地政府给予企业地方所得税部分返还政策变动时，对企业净利润的预期也变得不稳定从而不可靠。

财务杠杆对企业价值的影响也是不确定的。当边际资本的净收入为正时，财务杠杆可以提高回报率（ROI）；相反，则降低投资回报率。当存在企业所得税时，由于利息费用是在税前抵扣，企业债务具有"税盾效应"，从权益（股东权益和债权人权益）角度看，财务杠杆增加了企业价值。

EBITDA 方法同市盈率、市销率估值法都是基于市场的评估方法，更多地从现在的角度看待企业价值。

6. DCF 法

DCF（Discounted Cash Flow）法，即现金流量折现法，通常是企业价值评估的首选方法。DCF 法的操作步骤是：

第一步：确定预测期间，也就是需要确定预测基期、详细预测期（T 年）和后续期。详细预测期通常在 5 年左右,极少有超过 10 年的。后续期是指企业进入稳定状态的时期,它的显著标志是:企业的销售增长率约等于宏观经济名义增长率,企业的边际资本回报率约等于边际资本成本。

第二步:确定资本成本,即折现率。资本成本应当是当前的或者是预期的资本成本,因为资本成本的主要用途是决策。而决策是面向未来的,是未来增量现金流量的边际成本,而不是已经筹集资金的历史成本。

第三步:确定预测期的现金流量,即详细预测期 T 年内各年的现金流量。它是通过预测 T 年内各期的利润表、资产负债表和现金流量表获得的。

第四步:确定后续期现金流量增长率。企业在稳定状态下,可以根据销售增长率来确定现金流量增长率。

第五步:用折现率将预测各期(包括后续期)的现金流量折现后加总。

DCF 法公式:

企业当前价值＝预测期价值＋后续期价值

$$= \sum \left[FCFE_t / (1+r)^t \right] + FCEE_{T+1}(r-g)$$

其中:

$\sum$:求和符号,t 从第 1 年至第 T 年;

$FCFE_t$:预测期的第 t 期现金流量;

$FCEE_{T+1}$:后续期现金流量;

r:折现率(根据情况可取相应的资本成本 K 或加权平均成本 $WACC$);

g:后续期现金流量增长率;

T:预测期年限。

DCF 法在理论上是相对完美的,但在中国的应用中存在局限。实践中,贴现率通常由无风险利率与风险溢价之和构成。在中国,因为利率管制而不存在一般意义上的市场化的利率形成机制,因而无风险利率的选择成为估值中首先面对的问题。

由于高储蓄率传统的存在,在中国长期执行低真实利率的政策成为可能。很多中国资产评估师以名义一年的定期存款作为无风险利率。在长期通货膨胀预期下,这一利率明显是低估的。

在中国的评估实践中,DCF 法通常用于对某项盈利性资产进行评估,尔后将各项资本评估价值加总得到企业价值,本质上仍然是基于资产的估值方法。受特定的商业文化影响,中国企业中普遍存在闲置资产现象,如土地储备、未投入使用的房屋建筑、闲置的机器设备等。这些非生产性的资产对企业的盈利能力没有贡献,而且流动性差。

现金流预测与贴现率假设的质量对 DCF 法是十分重要的。困难在于,这两个指标的预测是主观的。

但 DCF 法是基于对未来成长性的估值方法,双方可以根据对于未来数据的达成一致的预测折现到现值,为估值提供了依据,适合于 VC 阶段项目估值的计算和未来业绩承诺保证。无疑是最具实用的估值方法。

三、收益与风险理论

我们都知道投资的收益与风险通常成正比,这就是人们常说的高风险有高收益。但是,同一类资产因发行主体的不同而出现风险高低的差异。如政府发行的债券要比企业发行的风险小;债券型基金的风险比股票型基金的风险小;一级市场的资产更是千差万别。因此,收益与风险之间的关系不是简单的等比例关系。站在投资者角度分析,这里的风险,是指投资者未来实际投资收益率与期望投资收益率的偏离程度。

1. 非组合投资资产的收益与风险

非组合投资是指投资者购买了单一资产进行投资,风险和收益是单只股票或债券或基金的风险与收益。不考虑股票、债券、基金的差异,简化的金融资产投资收益率计算公式为:

$$r = [C + (P_1 - P_0)] / P_0$$

其中,r 为投资收益率;C 为投资资产的现金流收入,如利息、股息等;P_0 为资产的期初价格;P_1 为资产的期末价格。投资者的期望收益率是未来投资收益率各种可能值的加权平均,权数为每种可能结果出现的概率。计算公式为:

$$r_{期望} = \sum_{i}^{n} p_i \times r_i$$

$r_{期望}$为投资期期望收益率,r_i为未来第 i 种投资收益率,p_i为第 i 种投资收益率出现的概率。

投资收益率与期望投资收益率之间的偏离程度用标准差统计值表示:

$$\sigma = \sqrt{\sum_{i=1}^{n}(r_i - r_{期望})^2 \times p_i}$$

研究证明,在一定观察期内,大部分金融资产投资收益率基本服从正态分布。如果未来收益率的概率分布与过去实现的收益分布情形相似,就可以认为,未来投资收益率近似服从正态分布。

假设在过去 4 年中,A、B 两只基金的收益如表附－2 所示。

表附－2 A、B 两只基金的投资收益率表

年份	2014	2015	2016	2017
A 基金	－5%	10%	20%	22%
B 基金	9%	－3%	10%	18%

那么,A、B 基金的期望收益率为:

$$r_A = (22\% + 20\% + 10\% - 5\%)/4 = 11.75\%$$

$$r_B = (18\% + 10\% - 3\% + 9\%)/4 = 8.50\%$$

两只基金的风险可以用估算的收益率标准差计算,公式为:

$$\sigma = s = \sqrt{\frac{\sum_{i=1}^{n}(r_t - r_{Avg})^2}{n-1}}$$

其中,r_{Avg}为各期收益率的平均值。

A、B 两只基金收益率的估计标准误差分别为:

$$\sigma_A = \sqrt{\frac{(22\% - 11.75\%)^2 + (22\% - 11.75\%)^2 + (22\% - 11.75\%)^2 + (22\% - 11.75\%)^2}{4-1}}$$

$$= 12.34\%$$

$$\sigma_B = \sqrt{\frac{(18\% - 8.50\%)^2 + (10\% - 8.50\%)^2 + (-3\% - 8.50\%)^2 + (9\% - 8.50\%)^2}{4-1}}$$

$$= 8.66\%$$

风险与收益的关系可以用两者的弹性系数(Coefficient of Variation,CV)表示:

$$CV = \sigma / r_{\text{Avg}}$$

弹性系数表示单位收益承受的风险。

两只基金的弹性系数分别为:

$$CV_A = 12.34\% / 11.75\% = 1.05$$

$$CV_B = 8.66\% / 8.50\% = 1.02$$

从投资角度讲,A基金的单位收益风险比较高,B基金的单位收益风险比较低,对于风险厌恶者而言,B基金是比较理想的选择。

2. 组合投资的风险与收益

投资者为分散风险,往往采取组合投资的策略。组合收益率是所有组合资产期望收益率的加权平均值,权数是各资产在组合总资产中所占的比重,计算方法为:

$$r_p = \sum_i^n w_i \times r_{i\text{期望}}$$

其中,r_p 为投资组合的期望收益率,w_i 是第 i 种资产所占的比重,$r_{i\text{期望}}$ 是第 i 种资产的期望收益率。

组合风险是所有资产标准差的协方差:

$$\sigma_p = \sqrt{\sum_{i=1}^n w_i^2 \sigma_i^2 + 2 \sum_{0 \leqslant i \leqslant j \leqslant n} w_i w_j o_i o_j P_{ij} + \sum_{j=1}^n w_j^2 \sigma_j^2}$$

投资组合的弹性系数为:

$$CV = \sigma_p / r_p$$

参考文献

[1]何小锋.股权投资行业指数与评级研究[M].北京:中国发展出版社,2015.

[2]方少华.新三板并购:从入门到精通[M].北京:清华大学出版社,2016.

[3]潘省初.计量经济学[M].北京:中国人民大学出版社,2012.

[4]叶有明.股权投资基金运作——PE价值创造的流程[M].上海:复旦大学出版社,2012.

[5]冯晓琦.风险投资[M].北京:清华大学出版社,2012.

[6]刘曼红.风险投资学[M].北京:对外经济贸易大学出版社,2013.

[7]刘健钧.创业投资原理与方略[M].北京:中国经济出版社,2003.

[8][美]鲁迪格·多恩布什,斯坦利·费希尔,理查德·斯坦兹.宏观经济学[M].北京:中国人民大学出版社,1977.

[9][美]保罗·萨缪尔森,威廉·诺德豪斯.微观经济学[M].北京:人民邮电出版社,2012.

[10][美]戴维·罗默.高级宏观经济学[M].上海:上海财经大学出版社,2009.

[11][美]弗雷德里克·S.米什金.货币金融学[M].北京:中国人民大学出版社,2006.

[12][美]埃斯瓦斯·达莫达兰.估值[M].北京:机械工业出版社,2016.

[13][美]埃里克·托普.颠覆医疗——大数据时代的个人健康革命[M].北京:电子工业出版社,2015.

［14］李健.金融学［M］.北京:高等教育出版社,2010.

［15］王君.28 位专家学者谈劳动价值论再认识［M］.北京:中共中央党校出版社,2001.

［16］李荣林,史祺.马克思的国际价值理论与西方国际贸易学说［J］.南开经济研究,2000(5).

［17］［瑞典］贝蒂尔·奥林.地区间贸易和国际贸易［M］.北京:首都经济贸易大学出版社,2001.

［18］何小锋.资本市场与投资银行研究［M］.北京:北京大学出版社,2005.

［19］［德］马克思.剩余价值理论［M］.北京:人民出版社,1975.

［20］［美］扎拉格金娜.美国经济中的商品和劳务流通［M］.北京:中国财政经济出版社,1979.

［21］庄一强,王培舟.民营医院蓝皮书:中国民营医院发展报告(2014)［M］.北京:社会科学文献出版社,2014.

［22］张举国.城乡医疗保障制度统筹发展研究［M］.北京:社会科学文献出版社,2016.

［23］饶克勤,刘新明.国际医疗卫生体制改革与中国［M］.北京:中国协和医科大学出版社,2007.

［24］王小万.我国民营医院发展面临的问题及政策分析［J］.江西社会科学,2009(5).

［25］孟颖颖.我国"医养结合"养老模式发展的难点及解决策略［J］.经济纵横,2016(7).

［26］肖宇.股权投资基金治理机制研究——以有限合伙制基金为中心［J］.社会科学研究,2010(3).

［27］杨明宇.私募股权投资中对赌协议性质与合法性探析——兼评海富投资案［J］.证券市场导报,2014(2).

［28］王建.民营医院的资本运营之路［J］.中外企业家,2015(14).

［29］丁琳.资本密集涌入医药业［J］.IT 经理世界,2008(1).

[30]余东文.我国医药业的商业模式之忧患[J].上海医药,2008(6).

[31]王一萱.创投等机构投资创业板公司行为特征分析[J].证券市场导报,2010(11).

[32]顾彦.医疗健康公司跑得最快的"独角兽"[J].中国战略新兴产业,2016(14).

[33]刘军霞.基本养老保险个人账户基金投资的法律关系架构及监管[J].理论界,2014(10).

[34]刘子兰.社会保障基金和企业年金管理[M].北京:经济科学出版社,2007.

[35]刘洁.论股权投资基金的组织架构[J].商场现代化,2009(14).

[36]季敏波.中国产业投资基金研究[M].上海:上海财经大学出版社,2000.

[37]厉娜.私募基金的投后管理研究[J].会计师,2016(22).

[38]朱明艳.股权投资基金项目投后管理探索研究[J].中国总会计师,2016(11).

[39]李蕾,韩立岩.价值投资还是价值创造?——基于境内外机构投资者比较的经验研究[J].经济学,2014(1).

[40]马郑,于本涛,张艳华.基于风险控制理念的口服仿制药一致性评价[J].中南药学,2015(6).

[41]许明哲,牛剑钊,陈华,林兰.浅谈仿制药质量一致性评价过程管理的原则及政策依托[J].中国新药杂志,2013(21).

[42]朱嘉龙,黎夏,方鹏骞.国外公立医院改制模式及经验[J].医学与社会,2014(5).

[43]柴瑞娟,朱士玉.从美国纳斯达克市场分层评我国新三板分层[J].海南金融,2016(5).

[44]易彬,陈虹竹.纳斯达克市场分级架构对我国新三板建设的启示[J].清华金融评论,2014(9).

[45]陈剑.社会资本参与医疗投入的创新模式研究——基于海南省创建肿瘤医院的调研[J].中国市场,2016(13).

[46]Katarzyna Smietana, Marcin Siatkowski, Martin Møller. Trends in Clinical Success Rates[J]. Nature Review,2016(7).

［47］ S. Ariyanchira. Biosimilar Market Posts Steady Gains［J］. Genetic Engineering & Biotechnology News，2012(6).

［48］陈艳萍，何凌冰，唐超.肿瘤细胞免疫治疗行业发展概况［J］.云南大学学报，2016(1).